W0465789

Elisabeth Fischer/Dr. med. Irene Kührer

Den Hormonspiegel natürlich ausgleichen

- So kriegen Sie Ihre Hormone in den Griff
- Alternativen zur Hormonersatztherapie
- Test: Störungen im Hormonhaushalt erkennen

midena

Inhalt

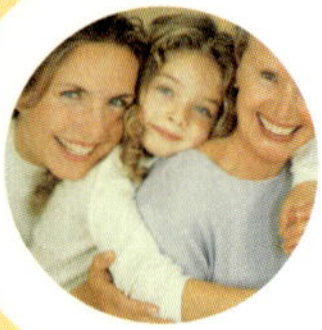

Hormone – gute, böse und die Retter aus der Natur

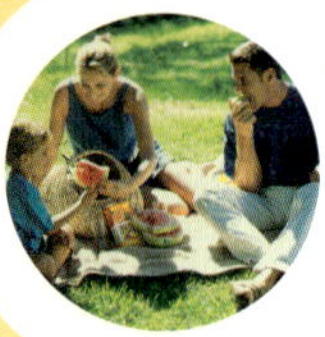

Gesund und schön durch Phytoöstrogene

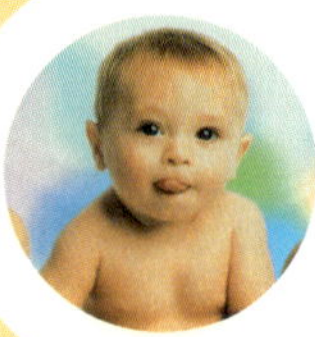

Hormone – Stoffe, die das Leben schreiben

Kinder, Job & Haushalt – und wo bleibe ich?

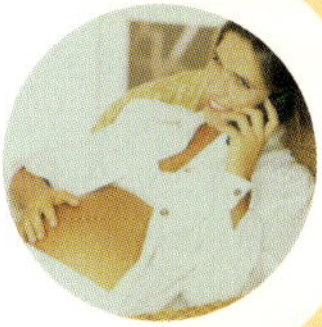

Wechseljahre – nicht das Ende der Weiblichkeit

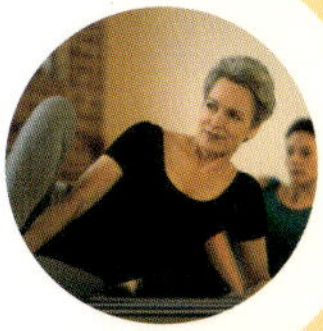

Jung bleiben mit Bewegung

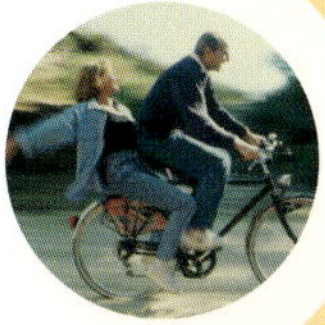

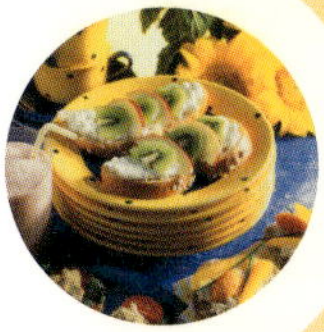

Frauen und Hormone – gemeinsam sind wir stark

Im Beruf und im Privaten – Frauen gestalten ihr Leben, setzen sich durch, verwirklichen ihre Ziele. Frauen entwickeln Initiative, sind ziemlich gut drauf – dann spielen die Hormone verrückt und sogar selbstbewusste Frauen geben die Verantwortung für ihren Körper an der Eingangstür zur Arztpraxis ab. Viele Frauen fühlen sich diesen geheimnisvollen Stoffen hilflos ausgeliefert. Verunsichert glauben sie, dass Hormonstörungen ein unausweichliches Frauenschicksal sind, in welches man sich pillenschluckend fügen muss. Und das nicht nur in den Wechseljahren! Zyklusstörungen, Regelbeschwerden, Stimmungstiefs oder Hautprobleme, Hitzewallungen und Zellulitis – Frauen scheinen ein Opfer ihrer Hormone zu sein.

Was Frauen als Schwäche verkauft wird, erweist sich jedoch bei näherer Betrachtung als Vorteil – der weibliche Hormonhaushalt. Der weibliche Hormonhaushalt kann mehr als Beschwerden bereiten und Kinder hervorbringen, obwohl dies bereits die perfekte Steuerung hochkomplizierter körperlicher Vorgänge bedeutet. Der Hormonhaushalt macht Frauen nicht nur zum schönen und intelligenten, sondern auch zum gesünderen Geschlecht. Denn die weiblichen Hormone lösen Stoffwechselprozesse aus, welche wirksam vor Zivilisationskrankheiten schützen.

Der Hormonhaushalt der Frau ist kein abgeschlossenes System, sondern arbeitet eingebunden in ein enges Netzwerk von Psyche und Umwelt. Kommt es aus den verschiedensten Gründen zu Schwankungen im Hormonspiegel oder sinkt die Produktion in den Wechseljahren, zeigt sich erst richtig, welch geniale Erfindung der weibliche Hormonhaushalt ist. Er ist, wie könnte es anders sein, sehr flexibel und kann durch einfache Mittel ausgeglichen werden.

Die Natur hat es meisterhaft eingerichtet: Hormonbewusste Ernährung, Bewegung und Entspannung können in jedem Lebensalter – von der Pubertät bis in die Wechseljahre – den Hormonhaushalt

Dieser Ratgeber gibt Frauen viel Information unter anderem zu folgenden Fragen:

- Warum bleiben Frauen mit pflanzlichen Hormonen (Phytoöstrogenen) schön, jung und gesund? Wie wirken diese?
- Wie kann man mit natürlichen Mitteln eine Hormonersatztherapie vermeiden?
- Warum unterscheidet man gute und böse Östrogene?
- Wie wirken Hormone im Körper einer Frau von der Pubertät bis zu den Wechseljahren?
- Was hilft gegen Akne?
- Wie kann man das prämenstruelle Syndrom (PMS) natürlich behandeln?
- Wie helfen Phytoöstrogene gegen Hitzewallungen?

sanft, aber äußerst wirksam harmonisieren. Der Griff zur Pillenschachtel und damit auch eine Hormonersatztherapie, besonders für Frauen um die fünfzig, kann dadurch überflüssig werden.

Je genauer Sie wissen, wie Ihr Hormonhaushalt funktioniert, welche Faktoren ihn aus dem Gleichgewicht bringen, wie sich die Hormonproduktion in den Wechseljahren entwickelt, umso mehr können Sie die Hormone auf natürliche Weise beeinflussen – zu Ihrem Besten. Wenn Sie sich gut informiert für einen aktiven Lebensstil entscheiden, dann in dem Bewusstsein, dass richtige Ernährung und gezielte Bewegung den Hormonhaushalt stabilisieren. Sie beugen damit einer jahrelangen Medikamenteneinnahme vor – und werden attraktiver. Auch das Aussehen profitiert davon: die Haut wird frischer, straffer. Überflüssige Pfunde verschwinden, der Energiepegel steigt.

Machen Sie nicht mit bei dem Stück »Armes Weibchen muss gerettet werden«! Bei Beschwerden und auch in den Wechseljahren muss eine Frau nicht automatisch Hormone einnehmen. Es gibt natürliche Alternativen!

Die Autorinnen

Hormone – gute, böse und die Retter aus der Natur

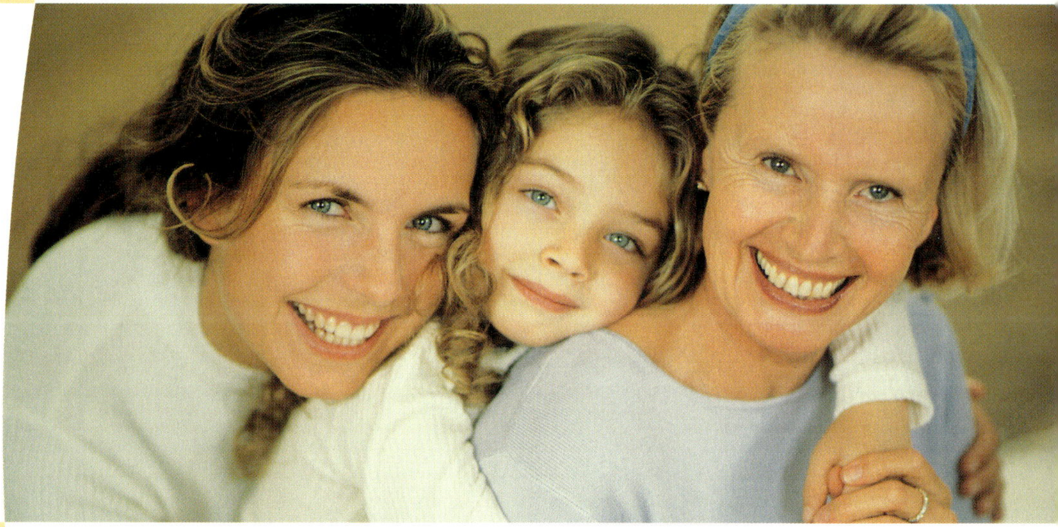

Hormone regeln den Ablauf aller Lebensvorgänge, halten uns gesund und bei guter Laune. Unter ihnen gibt es Engelchen, Bengelchen, Teufelsbraten und strahlende Ritter, die sich um die besten Plätze streiten. Und es winkt ein Happy End: Die schwachen Guten können die starken Bösen verdrängen, das Unheil abwenden.

H wie Harmonie und Hormone

Im Organismus sind neben typisch weiblichen noch andere Hormone am Werk. Ihre Hauptaufgabe: Sie koordinieren unzählige Stoffwechselvorgänge. Sie sorgen z. B. dafür, dass alle Mahlzeiten verdaut wer-

den. So kommen alle Nährstoffe dahin, wo sie gebraucht werden. Ihre Aufträge erhalten die Hormone von mehreren Steuerungszentralen: der Nebenniere, der Hirnanhangsdrüse oder von der Hauptzentrale, dem Gehirn. Erfolgt ein Botenauftrag, werden Steuerungshormone ins Blut abgegeben. Wie auf einer Straße eilen diese Hormone durch die Blutgefäße zu ihrem Zielorgan.
Woher wissen die Hormone, an welcher Stelle sie eine Nachricht abgeben müssen? Jedes Hormon wird von seiner Steuerzentrale mit einem einzigartigen Schlüssel ausgestattet. Dieser öffnet nur Zellen, welche das passende Schlüsselloch, die richtige Andockstelle haben. Natürlich existieren auch Generalschlüssel, die zwei oder mehrere Schlösser öffnen können. Das weibliche Hormon Östrogen hat z. B. Zugang zu den Zellen der Brustdrüse und der Gebärmutter. Das Aufsperren des Schlosses löst in den Zellen verschiedene Wirkungen aus. In der Brust fördert Östrogen die Zellteilung, in der Gebärmutter wirkt es bremsend auf diesen Prozess. Die fleißigen Hormonboten sind Tag und Nacht im Einsatz. Dafür führt jedes Hormon nur einen Auftrag aus, ist dieser erfüllt, wird das Hormon umgebaut und ausgeschieden. Das kann wenige Minuten bis zu einigen Stunden dauern. Zum Beispiel: Sie erschrecken, das Herz fängt an zu rasen – eine typische Hormonwirkung –, nach kurzer Zeit beruhigen Sie sich. Grund dafür: das Hormon ist nicht mehr aktiv.

Alphabet der Hormone

Lernen Sie das Alphabet Ihrer Hormone kennen. Wenn Sie die Sprache Ihres Körpers verstehen, können Sie ihn auf natürliche Weise unterstützen. Die Hormone kommen ins Gleichgewicht, und Sie fühlen sich wohl.

Oskarreif

Die Hormongeschichte ist auf den ersten Blick kein Abenteuerroman. Gehen Sie trotzdem mit auf diesen kurzen Ausflug in die Theorie. Es wird spannend, selbst wenn die Akteure dieser filmreifen Vorgänge keine leidenschaftlichen Heldinnen sind, sondern winzige Hormone. Es gibt jedoch einen entscheidenden Unterschied zum Kino: Sie sitzen nicht als staunende Zuschauerin mit offenem Mund in der letzten Reihe, sondern schreiben am Drehbuch mit – das allerdings ist oskarreif: And the winner is ... you and me!

Symphonie in H-Dur

Nur wenn alle Hormone harmonisch zusammenspielen, wie die Musiker in einem riesigen Orchester, stimmt die Melodie – der Mensch ist gesund und fühlt sich pudelwohl.

Östrogene: eine schrecklich nette Familie

Östrogene gehören zu den Sexualhormonen. Diese steuern alle Vorgänge des biologischen Frauenlebens. Daneben sorgen sie als ausgesprochene Schönheitshormone dafür, dass Frauen an den richtigen Stellen rund sind und eine glatte, geschmeidige Haut haben. Östrogene, kleine Stimmungskanonen, schmeicheln auch dem Gemüt, verstärken die sonnige Sicht der Dinge. Östrogene sind voller Tatendrang, die Abteilung Fortpflanzung und Schönheit genügt ihnen nicht. Sie engagieren sich maßgeblich in allen Bereichen der Frauengesundheit und verschaffen Frauen damit einen Riesenvorteil in puncto Gesundheit.
Unter Östrogenen stellt man sich eine einheitliche Substanz vor, das stimmt jedoch nicht. Östrogene sind eine ganze Familie.

Ein Plus für die Frauen

Östrogene sind richtige Power-Hormone, machen Frauen zum starken Geschlecht. Sie fördern die Gesundheit und sorgen für seelisches Wohlbefinden. Sie geben den richtigen Kick zu einem Leben voll Unternehmungslust und Tatendrang.

Eine einzige Baustelle

Es gibt zwei Grundsubstanzen, die Ur-Östrogene: Das superstarke Östradiol und das starke Östrol. Der Körper bildet diese Grundsubstanzen ständig neu und scheidet sie nach einer gewissen Zeit über die Harnwege wieder aus. Damit der Abtransport funktioniert, werden die Ur-Östrogene in Abbauprodukte zerlegt. Auch diese Abbauprodukte gehören zur Östrogenfamilie und haben Hormonwirkung. Es gibt auch hier zwei Gruppen von Abbauprodukten: die starken und

Östrogene

- Stärken das Herzkreislaufsystem
- Festigen die Knochen
- Bringen das Immunsystem auf Trab
- Senken das Cholesterin
- Schützen das Gehirn, die große Steuerzentrale

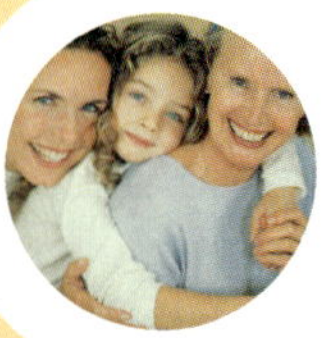

die schwachen. Das heißt, im Körper sind neben den starken Grundsubstanzen auch starke und schwache Abbauprodukte am Werk. Schwache Östrogene werden schneller abgebaut als die starken.

Die bösen Starken und die guten Schwachen

Starke und schwache Östrogene übernehmen spezielle Schutzfunktionen. Die starken Östrogene können jedoch parallel zu ihrer positiven Wirkung auch unerfreuliche Prozesse auslösen. Alle Östrogene können ihre Aufgaben nur erfüllen, wenn ihr Schlüssel die dafür vorgesehene Zelle aufschließt. Schwache Östrogene sind wieselflink, wenn es darum geht, ein Schlüsselloch zu besetzen. Sie sind hartnäckig – einmal angedockt, geben sie ihre Eroberung nur langsam wieder her. Es klingt seltsam, aber beim Andocken haben die schwachen Östrogene die Nase vorn. Sie haben eine höhere Bindungsfähigkeit und verdrängen die starken Östrogene von den Andockstellen – auch von den Andockstellen in den Brustzellen.

Wunderbar – so wird den starken Östrogenen die Möglichkeit genommen, einen Krebs erregenden Prozess in Gang zu bringen. Die starken Östrogene können Brustkrebs auslösen, indem sie ein vermehrtes Wachstum in den Zellen der Brustdrüsen anregen. Bei jeder Zellteilung kann es zu einem Kopierfehler kommen. Wird das Wachstum durch die starken Östrogene beschleunigt, teilen sich mehr Zellen. Dadurch steigt die Wahrscheinlichkeit, dass ein Kopierfehler auftritt. Gleicht die neue Zelle nicht dem Original, geht die Kontrolle über das Zellwachstum verloren. Eine Krebszelle ist entstanden.

Östrogen und Vitamin A

Dieses fettlösliche Vitamin schützt den Körper der Frau vor aggressiven, körpereigenen Östrogenen. Vitamin A verhindert eine beschleunigte Zellteilung am Brust- und Gebärmuttergewebe und senkt so das Krebsrisiko.

So gewinnen die Schwachen

Die Tatsache, dass der eigene Körper Stoffe bildet, welche Krebs auslösen können, muss Sie nicht in Verzweiflung stürzen. Sie können durch einen gesunden Lebensstil verschiedene Mechanismen auslösen, welche wirksam gegen Brustkrebs vorbeugen. Gleichzeitig erhöht sich dadurch die Zahl der schwachen Östrogene in Ihrem Organismus. Die spezielle Schutzfunktion der Östrogene wird gestärkt.

Keine Chance dem Krebs

Richtig essen und regelmäßige Bewegung erhöht die Anzahl der schwachen Östrogene in Ihrem Körper.

Schwache Östrogene schützen vor Brustkrebs

Die Zahl der schwachen Östrogene in Ihrem Körper lässt sich auf natürliche Weise steigern. Zum einen durch eine Ernährung, die viele pflanzliche Hormone enthält. Diese Phytoöstrogene wirken wie schwache körpereigene Östrogene und halten die aggressiven, starken Östrogene von der Zelle fern. Zusätzlich greifen die Phytoöstrogene in den Abbauprozess der körpereigenen Östrogene ein. Sie bewirken, dass mehr schwache, schützende Abbauprodukte produziert werden.

Sie können jedoch noch einen weiteren Mechanismus in Gang bringen, der erwiesenermaßen vor Brustkrebs schützt. – Wie? Durch regelmäßiges Training. Körperliche Bewegung löst einen chemischen Prozess aus, der die starken Östrogene fesselt und in Depots verbannt. Dort können sie kein Unheil anrichten. Denn das im Körper vorrätige Östrogen gibt es in einer aktiven und in einer inaktiven Form. Ein Enzym ist für die Verwandlung von inaktivem in aktives Östrogen zuständig. Durch körperliche Bewegung sinkt die Enzymmenge, die Folge: weniger starkes aktives Östrogen fließt durch den Organismus.

Absurde Situation

Menschen mit Übergewicht sind mangelernährt. Ihr Essen enthält zu viel Fett und zu wenig natürliche Schutzstoffe, welche gegen Krebs und andere Zivilisationskrankheiten vorbeugen.

Alkohol und Übergewicht setzen aggressive Östrogene frei

Alkoholkonsum hat einen negativen Effekt auf den Östrogenspiegel. Starke Östrogene werden aus den Depots freigesetzt und können ungehemmt das Brustgewebe schädigen. Genießen Sie Alkohol darum im vernünftigen Maß. Auch Übergewicht vermehrt die starken Östrogene und erhöht somit das Brustkrebsrisiko. Die ungeliebte Fettschicht ist der ideale Nährboden für starke, aggressive Östrogene. Diese überschwemmen dann den Organismus in Scharen. Erschwerend in jeder Beziehung kommt hinzu: Eine Ernährung, die dick macht, ist meist vitalstoffarm. Denn nur wenig pflanzliche Lebensmittel werden verspeist und damit auch zu wenig Vitamine, sekundäre Pflanzen- sowie Ballaststoffe. Ein Teufelskreis, der übergewichtige Menschen zur Risikogruppe für sämtliche Zivilisationskrankheiten macht.

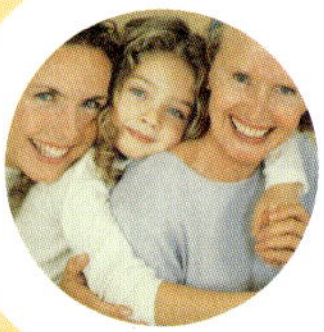

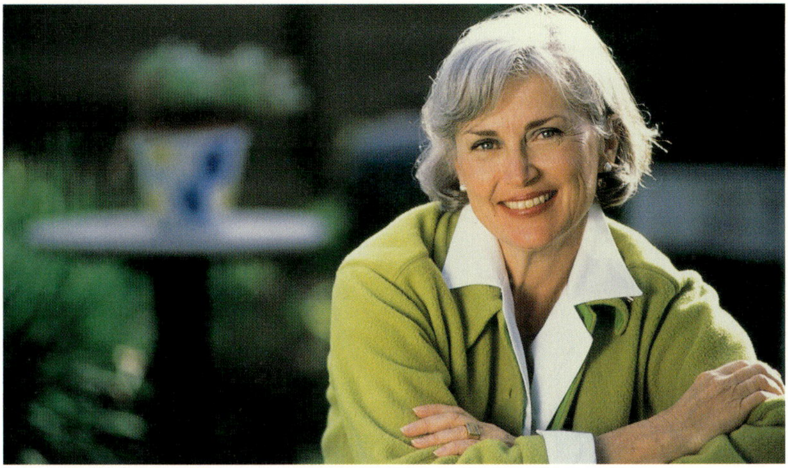

Nur wenn die Hormone im Gleichgewicht sind, fühlen wir uns stark und leistungsfähig – ein Wohlbefinden, das man uns ansieht.

Risikofaktor Zeit

Früher Beginn der Monatsblutung und später Eintritt in die Wechseljahre bringen es mit sich, dass Frauen heute mehr Monatszyklen erleben. Damit ist das empfindliche Brustgewebe länger der aggressiven Östrogenwirkung ausgesetzt. Erholung für die Brust gibt es vorübergehend in Schwangerschaft und Stillzeit, da überwiegt der schützende Anteil der Östrogene. Auch in den Wechseljahren sinkt die körpereigene Östrogenproduktion und damit auch der negative Effekt auf das Brustgewebe.

Leider wird diese positive Entwicklung durch die Hormonersatztherapie oft wieder aufgehoben. Damit kaufen nicht wenige Frauen mehr Wohlbefinden und jugendliches Aussehen für den Preis eines erhöhten Brustkrebsrisikos ein. Aber diese bittere Entscheidung muss nicht getroffen werden. Es geht auch anders. Von der Pubertät bis nach den Wechseljahren können Frauen ihren Hormonhaushalt auf natürlichem Weg zum Besseren beeinflussen. Es hört sich fast zu einfach an, stimmt aber und wird seit langem mit Erfolg erprobt: Der Kampf gegen die aggressiven Östrogene fängt im Supermarkt an: Wählen Sie phytoöstrogenreiche Lebensmittel, dann kommen mit diesem natürlichen Jungbrunnen täglich Schutzstoffe auf den Tisch. Wie soll das schmecken? Köstlich!

Verantwortung übernehmen

Durch ein bewussteres Leben wird der Hormonspiegel positiv beeinflusst. Selbstbestimmtes Handeln kann den verordneten Griff zur Pillenschachtel ersetzen.

Phytoöstrogene – der natürliche Ersatz

Pflanzliche Hormone – die sanfte Medizin

Pflanzliche Hormone wirken ausgleichend auf den Östrogenhaushalt. So wird das Risiko für hormonabhängige Krankheiten gesenkt – eine natürliche Vorbeugung, die Frauen nutzen sollten.

Die Rettung aus der Natur für alle Lebenslagen heißt Phytoöstrogene: Unglaublich! Maßgeschneidert für Frauen, wachsen diese pflanzlichen Hormone auf dem Feld, hängen von Bäumen, sprießen auf der Fensterbank. Was sich anhört wie ein gesundes Märchen aus dem Schlaraffenland, wird von immer mehr wissenschaftlichen Untersuchungen bestätigt. Phytoöstrogene können in jedem Lebensalter die schützenden Aufgaben der körpereigenen Östrogene übernehmen, und das in gewünschter Dosierung. Phytoöstrogene sind wahre Multitalente und immer topfit. Bei jedem Einsatz funktionieren sie optimal:
Ist bei einer Frau mit Zyklusstörungen die ausgleichende Hormonwirkung gefragt, normalisiert sich mit einem phytoöstrogenreichen Essen die Zyklusdauer. Sind die Östrogenwerte in den Wechseljahren zu niedrig, übernehmen die pflanzlichen Hormone die Aufgaben der körpereigenen Östrogene und last but not least senkt eine hormonbewusste Ernährung mit diesen wunderbaren Pflanzen das Risiko, an Brustkrebs zu erkranken. Die guten Phytoöstrogene binden sich an die Brustzellen, verdrängen dort aggressive, stark wirksame körpereigene Östrogene, und die Brustzelle bleibt vor Krebs auslösendem Einfluss bewahrt.

Was sind Phytoöstrogene?

Phytoöstrogene gehören zu den Phytosterinen, damit zu den sekundären Pflanzenstoffen. Sie sind ähnlich aufgebaut wie menschliches Östrogen. Bisher konnten 15 verschiedene bioaktive Untergruppen nachgewiesen werden. Die wichtigsten sind Isoflavonoide und Lignane. Die höchste Konzentration von Isoflavonoiden und Lignanen finden sich in Soja und Leinsamen. Daneben sind Alfalfasprossen, Sonnenblumenkerne und Sesam wichtige Quellen. Aber auch alle anderen Gemüse-, Obst-, Getreidesorten, Hülsenfrüchte und Nüsse tragen zu einer phytoöstrogenreichen Ernährung bei.

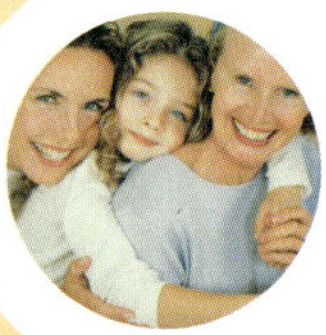

Die neue Krebstherapie?

Im Reagenzglas konnten noch weitere Antikrebs-Wirkungen der pflanzlichen Hormone festgestellt werden: Bei hoher Konzentration von Phytoöstrogenen wurde das Wachstum von Tumorzellen gestoppt. Gleichzeitig konnten sich keine neuen Blutgefäße, welche für das Tumorwachstum notwendig sind, bilden. Dieses Prinzip der Hemmung der Gefäßneubildung setzt die moderne Krebstherapie bereits ein.

Phytoöstrogene gleichen nicht nur Schwankungen im weiblichen Hormonspiegel aus, sie harmonisieren auch den körpereigenen Auf- und Abbau des Östrogens. Beim Aufbau dieses Hormons werden weniger aggressive, gentoxische Östradiole gebildet, beim Abbau treten weniger zellschädigende, Krebs auslösende Zwischenprodukte auf. Der positive Effekt der Phytoöstrogene beschränkt sich jedoch nicht nur auf Brustkrebs, auch Männer profitieren von diesen Wirkstoffen aus der Natur. Sie können so Prostatakrebs vorbeugen.

Genuss statt bitterer Pillen

Sojaprodukte wie Tofu, Sojamilch oder -Joghurt schmecken richtig zubereitet auch verwöhnten Feinschmeckern. Ändern Sie bewusst Ihre Essgewohnheiten. Probieren Sie unsere Rezepte mit diesen Toplieferanten pflanzlicher Hormone. Trinken Sie öfters fruchtige Mixgetränke mit Sojamilch. Löffeln Sie Sojajoghurt mit Früchten und Leinsamen regelmäßig zum Frühstück. Der tägliche Bedarf an Phytoöstrogenen lässt sich auf natürliche Weise decken, mit leckeren Speisen und Getränken. Angenehmer Nebeneffekt – Sie essen dadurch mehr Vitamine, Mineralstoffe und Ballaststoffe – alles was zu einer gesunden, vitalisierenden Ernährung gehört. Eine phytoöstrogenreiche Ernährung ist ohnedies für die ganze Familie empfehlenswert. Besonders Kinder lernen so früh den Zusammenhang zwischen gesundem Essen und Wohlbefinden.

Schutzwirkung der Phytoöstrogene

Frauen in China und Japan, die traditionell reichlich Sojaprodukte verspeisen, haben deutlich weniger Brustkrebs als Frauen in westlichen Ländern.

Gesund und schön durch Phytoöstrogene

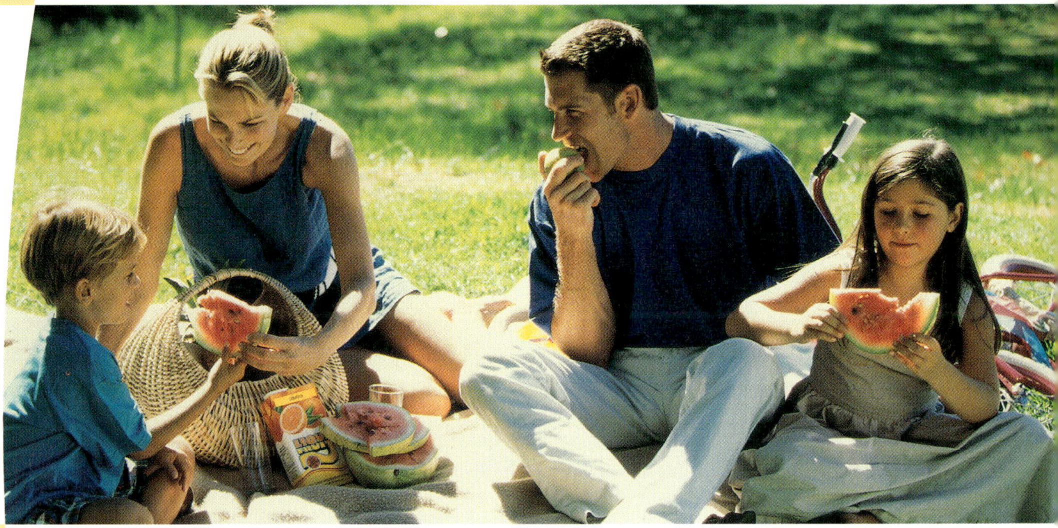

Frauen haben Glück. Die Natur hat es wunderbar eingerichtet: was die Gesundheit fördert, macht auch eine gute Figur und glättet die Haut. Profitieren auch Sie von den Vorteilen der körpereigenen und pflanzlichen Östrogene.

Für immer schlank und dabei topfit

Dauerhafte Schlankheit ist der positive Nebeneffekt einer natürlichen Ernährung, welche in jedem Lebensalter den Hormonspiegel ausgleicht. Der Grund dafür ist einleuchtend: Eine hormonbewusste Ernährung besteht zum überwiegenden Teil aus pflanzlichen Lebensmitteln. Diese enthalten jede Menge Vitalstoffe, aber wenig Kalorien.

Darum können Sie sich mit frischem Obst, Gemüse, phytoöstrogenreichen Sojaprodukte wie Tofu, Sojamilch, Sojajoghurt, Vollkornprodukten, Hülsenfrüchten und Kartoffeln satt essen – und dabei schlank bleiben. Wer dazu noch regelmäßig Sport treibt, kurbelt den Stoffwechsel an, mehr Kalorien werden verbrannt. Sie fühlen sich voll Energie und erscheinen um Jahre jünger.
Wenn Sie richtig essen, erreichen Sie jedoch nicht nur Ihre Traumfigur. Sie profitieren auch vom Zusammenspiel sämtlicher gesundheitsfördernden Vitalstoffe. Eine hormonbewusste Ernährung ist reich an Vitaminen, Mineralstoffen, Ballaststoffen, anderen Phyto-Schutzstoffen, ungesättigten Fettsäuren und hat darum eine erstaunliche Komplett-Wirkung auf die Gesundheit. Die Verdauung wird sanft gefördert. Entgiftungsprozesse werden aktiviert, der Cholesterinspiegel gesenkt. Im natürlichen Verbund sind die Vitalstoffe besonders effektiv, denn sie beugen Herzkreislaufkrankheiten, Krebs, Diabetes und Rheuma vor.

Satt für wenig Kalorien!

Super Spareffekt: Wenn Sie reichlich Obst und Gemüse essen, bleibt im Magen wenig Platz für fette Lebensmittel.

Natürliches Lifting durch Östrogene und Vitamin C

Vitamine sorgen für strahlenden Teint, glänzende Haare und feste Nägel. Speziell Vitamin C erweist sich als perfekter Partner, wenn es um die Schönheit geht. Östrogen baut das Bindegewebe um, hält es straff und baut gemeinsam mit dem Vitamin C besonders stabiles Kollagen auf. Das Ergebnis kann sich sehen lassen: Straffes Unterhautgewebe besonders in den Problemzonen.

Schönheit kommt von innen und außen

Nutzen Sie die Kombi-Wirkung von Vitamin C und pflanzlichen Östrogenen. Verwöhnen Sie sich mit einer Gesichtsmaske:
100 g Tofu mit 1 EL Weizenkeimöl im Mixer fein pürieren. Die Masse sanft auf das gereinigte Gesicht auftragen, 15 Minuten einwirken lassen. Vor dem Auftragen ein Glas frisch gepressten Orangensaft trinken.

Die schlanke Formel

Rechnen Sie für zwei Personen 500 Gramm Gemüse und 1 Esslöffel Öl, dann hat eine Portion nur ca. 100 kcal.

Ein knochenhartes Gespann: Kalzium, Vitamin D_3 und (Phyto)Östrogene

Kalzium für den Knochenbau

Fettarme Milchprodukte wie Magerjoghurt, Buttermilch und Magermilch machen nicht dick, trotzdem stärken sie die Knochen. Auch phytoöstrogenreiche Lebensmittel wie Tofu, Sojajoghurt oder -milch sind kalorienarm und unterstützen den Knochenaufbau.

Östrogene stehen auf Teamarbeit. Wenn es um die Gesundheit geht, suchen sie kompetente Partner. Die Knochen sind das beste Beispiel dafür. Knochen erscheinen uns als etwas Starres, Fertiges. Dabei sind sie höchst lebendig, werden ständig verändert, auch wenn das Wachstum schon längst abgeschlossen ist. Es gibt Zellen für den Knochenaufbau und Zellen für den Knochenabbau. Damit der Knochen stabil bleibt, muss die Aktivität der auf- und abbauenden Zellen im Gleichgewicht stehen. Verschiedene Hormone steuern diesen Ablauf, eines davon ist Östrogen.
Erst mit 30 Jahren sind die Knochen erwachsen, haben ihre höchste Festigkeit erreicht. Für einen optimalen Knochenaufbau muss immer genügend Kalzium zur Verfügung stehen. Je ungestörter die Mineralisierung der Knochen bis zum 30. Lebensjahr verläuft, umso fester sind die Knochen im Alter. Hat eine Frau mit 30 Jahren eine maximale Knochenmasse erreicht, entwickelt sich der natürliche Abbau in der zweiten Lebenshälfte – ab etwa 50 Jahren – weniger leicht zu einer kritischen Knochenminderung mit der Gefahr von Brüchen.

Kalzium, begehrt bis in die kleinste Zelle

Kalzium sorgt jedoch nicht nur für starke Knochen, es ist darüber hinaus auch lebenswichtig für das Funktionieren aller Zellen. Es

Bewegung fördert das Knochenwachstum

Wird der Knochen von außen belastet, z. B. durch regelmäßiges Training, stimuliert dies den Knochenaufbau. Förderlich sind: Spazieren gehen, Joggen, Walken und Muskelaufbautraining.

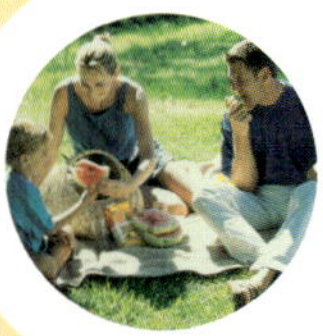

steuert z.B. den Impuls zur Muskelarbeit, auch für den Herzmuskel. Der Körper, bis in die kleinste Zelle, braucht einen stabilen, gleich bleibenden Kalziumspiegel. Nur so kann er reibungslos funktionieren. Sinkt der Kalziumspiegel im Blut, findet sofort ein Rückgriff auf die Kalziumreserven im Knochen statt. Im Klartext bedeutet das: Die Knochen werden abgebaut.

Bei einer Hungerkur geht es den Knochen sogar von zwei Seiten an den Kragen. Durch das Fasten sinkt der Östrogenspiegel, die Knochen aufbauenden Zellen treten in den Streik. Die Knochen abbauenden Zellen setzen sich durch. Verstärkt wird der negative Effekt durch die einseitige Lebensmittelauswahl während der Diät. Werden über längere Zeit zu wenig kalziumreiche Lebensmittel gegessen, sinkt der Kalziumspiegel unter die kritische Marke. Das lebensnotwendige Kalzium für sämtliche Körperzellen wird aus den Knochen geholt. Wiederholtes Fasten hinterlässt Spuren. Schon 30-jährige Frauen haben dadurch eine herabgesetzte Knochenmasse. Nicht genug Kalzium wurde eingelagert, Osteoporose droht.

Viel Kalzium für wenig Fett

Käse ist ein ausgezeichneter Kalziumlieferant, aber leider enthält Käse auch sehr viel Fett. Was tun? Specken Sie den fetten Käse ab, indem Sie ihn mit Magerquark vermischen. Sie halbieren damit die Kalorien und kommen gleichzeitig in den Genuss von viel Kalzium.

Störenfriede hemmen die Kalziumaufnahme

Selbst wenn genug Kalzium im Essen enthalten ist, können gewisse Genussmittel die Aufnahme des Knochenbaustoffs im Darm behindern. Allen voran Softdrinks, Colagetränke und Limonaden. Besonders folgenschwer wirkt sich dieser Mechanismus bei jungen Mädchen aus: Es wird einseitig gefastet, gleichzeitig sind Colagetränke äußerst beliebt. Das bedeutet: Mit dem Essen wird zu wenig Kalzium aufgenommen. Das wird dann auch noch im Darm gebunden und unverwertet ausgeschieden.

Und noch etwas braucht der Mensch, damit der Knochen so richtig hart wird: Vitamin D. Nur wenn dieser außergewöhnliche Vitalstoff ausreichend vorhanden ist, kann das Kalzium auch wirklich in die Knochen eingebaut werden. Der Körper bildet Vitamin D mithilfe des hellen Sonnenlichts. Regelmäßige Spaziergänge an der frischen Luft – eine angenehme Beschäftigung – schützen darum auch vor Knochenschwund. Im Essen ist Vitamin D in Seefisch, besonders in

Wurst behindert die Kalziumaufnahme

Zur Herstellung von Wurst wird Phosphat verwendet. Phosphat behindert die Kalziumaufnahme. Wer Wurstprodukte im Übermaß verspeist, schädigt seine Knochen.

Wer seinen Salat mit Weizenkeimöl anmacht und mit Haferflocken bestreut, erhält eine Extraportion Vitamin D.

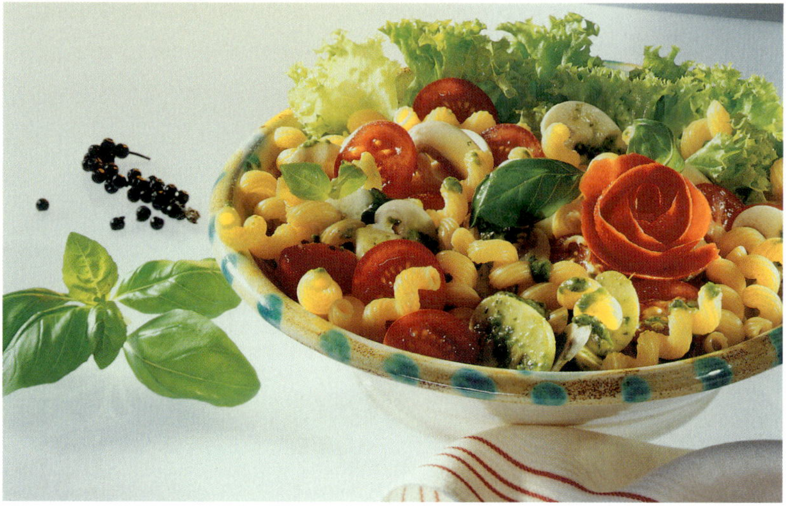

Schnaps nagt am Knochen

Wer gerne ein Gläschen zu viel trinkt, setzt nicht nur der Leber zu. Auch der Knochenstoffwechsel gerät ins Taumeln und arbeitet nicht mehr effektiv.

Hering, Lachs, Thunfisch und Sardinen enthalten. Eigelb, Butter, Käse, Weizenkeimöl, Hefeflocken, Getreidesprossen, Spinat, Kraut und Pilze versorgen Sie ebenfalls mit Vitamin D.
Aber auch das Vitamin D kommt nicht alleine zurecht. Damit es richtig loslegen kann, muss es vom Östrogen unterstützt werden. Nur wenn diese zwei zusammenarbeiten, sind die Knochen bärenstark. Östrogen regt das Vitamin D, speziell das Vitamin D_3, zu Höchstleistungen an, holt alles aus ihm heraus. Es setzt nebenbei noch den gefährlichen Knochenräuber, das Parathormon, gezielt schachmatt. Gut beschützt, kann das Kalzium nicht aus dem Knochen gelöst und ausgeschieden werden, sondern bleibt uns knochenhart erhalten. Diese Funktion der körpereigenen Östrogene kann von den Phytoöstrogenen übernommen werden. Auch die pflanzlichen Hormone beeinflussen den Knochenstoffwechsel positiv. Sie entscheiden den Wettlauf zwischen den Knochen aufbauenden und den Knochen abbauenden Zellen zu Gunsten der Ersteren.

Natürliches Doping für die Knochen

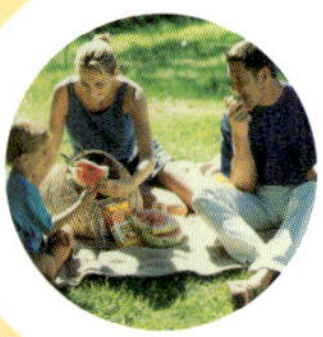

Phytoöstrogene sind natürliches Doping für die Knochen, ganz legal eingekauft. Vor dem Kühlregal des Supermarktes können Sie sich für die knochenfreundliche Variante entscheiden: Wenn Sie einen Snack planen, greifen Sie zu fruchtigem Sojajoghurt statt Sahnepudding. Rühren Sie einen pikanten Tofuaufstrich an und lassen Sie die Leberwurst gut verschlossen in der Dose. Heißhunger auf Schokolade? Die schmeckt auch mit Sojamilch.

Knochenrichtig essen fängt im Kopf an. Vielleicht sind diese natürlichen Sojaprodukte noch ungewohnt, und Sie haben eine gewisse Scheu, davon zu kosten. Aber denken Sie daran, auch die Kartoffeln, ein nicht wegzudenkendes Grundnahrungsmittel in unserer Küche, gibt es erst seit relativ kurzer Zeit in Europa. Darum Start frei für die neuen Soja-Produkte – Sie können damit nur gewinnen.

Japanische Küche – knochenrichtig

Wenn Sie gerne exotisch essen, dann wartet beim Japaner das perfekte Menü: Sprossensalat, Misosuppe mit Tofu, Sushi von rohem Fisch und zum Nachtisch den perfekt geschnittenen Apfel.

Richtig essen schützt die Knochen

• Kalzium, der Knochenbaustoff:

1 bis 1, 5 g Kalzium pro Tag baut den Knochen auf. Knochenschwund wird verhindert. Kalziumreiche Lebensmittel sind neben Milch, Joghurt, Buttermilch, Hartkäse auch Tofu, Brokkoli, Sesam, Fenchel, Spinat.

• Vitamin D für die Kalziumaufnahme:

Vitamin D_3 ist notwendig, damit Kalzium aus dem Essen über den Darm aufgenommen werden kann. Dazu verhindert Vitamin D, dass zu viel Kalzium mit dem Harn ausgeschieden wird. Seefisch, vor allem Lachs, Hering, Thunfisch, Heilbutt, Sardinen sowie Pilze, Weizenkeime, Weizenkeimöl und Hefeflocken enthalten Vitamin D. Vitamin D ist fettlöslich, darum kann der Körper leicht Vorräte anlegen.

• Phytoöstrogene sorgen für ungestörtes Knochenwachstum:

Phytoöstrogene aktivieren Vitamin D_3 für einen optimalen Kalziumeinbau.

Östrogene hemmen die Botenstoffe für den Knochenabbau. So können Zellen, die für den Knochenaufbau zuständig sind, ungestört arbeiten. Tofu, Sojamilch, Sprossen, Leinsamen und Äpfel sind gute Quellen für Phytoöstrogene.

Milch, nur fettarm ein Getränk

Vollmilch ist ein ausgezeichneter Kalziumlieferant, aber mit einem Fettgehalt von 3,6 Prozent kein Getränk, um den Durst zu stillen, Wenn Sie gerne Milch in größeren Mengen trinken, kaufen Sie Magermilch, die hat nur halb so viel Kalorien, aber genauso viel Kalzium.

Frauen haben es besser: (Phyto)Östrogene schützen das Herz

Frauenherzen schlagen stärker. Bis 45 Jahre erkrankt das »schwache« Geschlecht seltener als Männer an Herzkreislaufkrankheiten, denn ihr Allround-Schutzfaktor – das Östrogen – bewahrt sie auch davor. Häufigste Ursache dieser Erkrankungen sind dann Verkalkungen, die die Adern verstopfen. Östrogene unterbinden diesen gefährlichen Prozess. Sie wirken antioxidativ, d. h. sie fangen aggressive Freie Radikale, die beim Fettstoffwechsel auftreten und die Gefäße schädigen. Dazu erweitern sich unter der Östrogenwirkung die Blutgefäße, wodurch der belastende Druck auf die Gefäßwände sinkt.
Östrogene helfen auch bei Reparaturarbeiten und halten die Gefäßwände glatt – prima! Auf glatten Gefäßwänden finden Adern verstopfende Verkalkungen nur schwer einen Halt.

Vorbeugen besser als heilen

Kümmern Sie sich um Ihren Körper nicht erst, wenn er um Hilfe schreit. Ihre Haut pflegen Sie täglich, morgens und abends. Ihr Herz ist schon damit zufrieden, wenn Sie pro Woche dreimal 40 Minuten trainieren.

Die drei grünen Ritter aus der Pflanzenwelt

Gleich dreifach schützen Sie Ihr Herz, wenn Sie überwiegend Pflanzliches verspeisen. Denn Phytoöstrogene, Ballaststoffe, die Vitamine A, C, E sind in pflanzlichen Lebensmitteln enthalten. Diese tapferen grünen Ritter bewachen Ihr wichtigstes Organ, das unermüdlich in der Brust schlägt. Bei Schwankungen im Hormonhaushalt übernehmen Phytoöstrogene die Aufgaben der körpereigenen Östrogene. Die pflanzlichen Hormone leisten damit, besonders in den Wechseljahren, einen entscheidenden Beitrag zur Herzgesundheit.
Nicht zu verachten sind auch die Ballaststoffe. Diese unverdaulichen Faserstoffe binden Cholesterin im Darm. Unschädlich gemacht, kann dieser Herzfeind problemlos ausgeschieden werden. Besonders aktiv sind dann noch die Vitamine A, C und E. Sie wirken antioxidativ, d. h. sie fangen Freie Radikale, die Blutgefäße verletzen und dadurch die Verkalkung begünstigen. Die drei grünen Ritter haben jedoch einen mächtigen Feind: das Fett. Halten Sie sich diesen Gegenspieler der natürlichen Schutzstoffe vom Leib und essen Sie sich schlank!

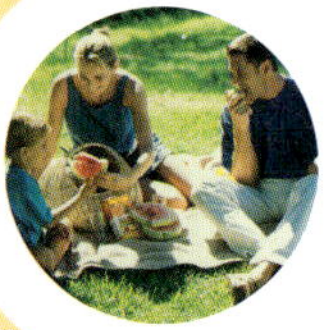

Das bricht uns das Herz

- Rauchen: Bereits mit einer bis vier Zigaretten pro Tag haben Raucher im Vergleich zu Nichtrauchern das doppelte Risiko, herzkrank zu werden. Rauchen senkt die Östrogenspiegel, die hormonelle Schutzwirkung wird aufgehoben, es kommt zu schwer wiegenden Veränderungen an Herz und Gefäßen. Durch dieses Defizit können Raucherinnen auch früher in die Wechseljahre kommen.
- Übergewicht: Wer dick ist, leidet häufig gleichzeitig an Bluthochdruck, Zuckerkrankheit und Erhöhung der Blutfettwerte. Dadurch multipliziert sich das Risiko.
- Bewegungsmangel: mit dem Auto zum Bäcker um die Ecke, immer mit dem Fahrstuhl, nie über die Treppe in die Wohnung, sonntags fernsehen statt spazieren gehen, kein regelmäßiger Sport.
- Falsche Ernährung: fettes Essen, das wenig Vitamine, Ballaststoffe und Phytoöstrogene enthält. Wenig Obst und Gemüse, selten Vollkornprodukte, kaum Hülsenfrüchte, viel Wurst, Fleisch, Sahne, vorwiegend Weißbrot, reichlich Süßigkeiten.
- Hektik und Stress mit fehlenden Erholungsphasen.

Training gegen Herzinfarkt

Regelmäßiges Training fördert die Durchblutung im Herzen, senkt die Blutfette, verhindert Übergewicht. Allein diese drei Faktoren verringern das Risiko, vom Herzinfarkt getroffen zu werden, um 50 Prozent.

Atmen für Herz und Hirn

Fast schon banal, trotzdem: Regelmäßige körperliche Bewegung wie Joggen, Radfahren oder Walken ist gut fürs Herz! Wenn Sie sich dazu aufraffen können, steigt das Plus auf Ihrem Gesundheitskonto rasant nach oben. Täglich zweimal außer Atem kommen lässt das Herz schneller schlagen. Endlich wird die Lunge wieder richtig beansprucht, der Kreislauf angeregt, die Durchblutung gefördert. Mehr Sauerstoff erreicht das Herz und das Gehirn.

Schon nach kurzer Zeit fühlen Sie sich munterer und wach bis in die Fingerspitzen. Die Geistesblitze purzeln, die Konzentrationsfähigkeit steigt. Das Herz wird belastbarer. Der Gefäße bleiben elastisch. Bluthochdruck, der Anfang vieler Herzkrankheiten, hat keine Chance.

Heute schon getanzt?

Auch darüber freut sich das Herz: Rad statt Bus fahren, abends mit Freunden zum Bowling gehen, mit Kindern Verstecken spielen, Tischtennis beim Gartenfest, kleines Badminton-Match am Wochenende oder Volleyball am Strand.

Test: Wie steht es um Ihren Hormonspiegel?

Mit diesem Test können Sie feststellen, ob Sie gut für sich und Ihren Hormonspiegel sorgen. Beantworten Sie dazu einfach die folgenden Fragen und geben Sie sich für jedes Kreuz 3 Punkte, für jeden Kreis 1 Punkt. Das Ergebnis finden Sie auf Seite 94.

	Ja	Nein
1. Sind Sie unternehmungslustig?	×	○
2. Nehmen Sie mehr als einmal in der Woche Kopfschmerztabletten ?	○	×
3. Essen Sie mehr als zweimal die Woche Fleisch?	○	×
4. Ich esse häufig Tofu.	×	○
5. Cola und Limonaden trinke ich gegen den Durst.	○	×
6. Verwirklichen Sie Ihre Wünsche?	×	○
7. Tofuaufstriche sind immer in meinem Kühlschrank zu finden.	×	○
8. Hat Sojamilch einen festen Platz in Ihrem Speiseplan?	×	○
9. Wissen Sie, wie Kalzium auf den Knochen wirkt?	×	○
10. Essen Sie fünfmal am Tag rohes Obst und Gemüse?	×	○
11. Bei Anstrengung bleibt mir schnell die Puste weg.	○	×
12. Mindestens einmal pro Woche esse ich Fisch.	×	○
13. Ich nehme für den Salat kaltgepresste Öle.	×	○
14. Vollkornbrot schmeckt mir besser als Weißbrot.	×	○
15. Zeit für mich muss sein.	×	○
16. Ich laufe regelmäßig.	×	○
17. Ich koche gern und regelmäßig mit Sojaprodukten.	×	○
18. Ich bin leicht reizbar.	○	×
19. Müsli esse ich regelmäßig mit Sojamilch und Leinsamen.	×	○
20. Ich fühle mich oft allein.	○	×

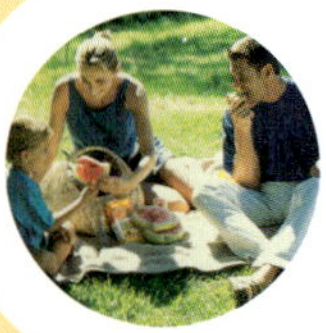

	Ja	Nein
21. Morgens fühle ich mich antriebs- und mutlos.	○	×
22. Haben Sie Gelenkschmerzen?	○	×
23. Haben Sie Rückenschmerzen?	○	×
24. Sport ist ein wichtiger Teil meiner Freizeit.	×	○
25. Ich schlafe schlecht.	○	×
26. Fühlen Sie sich in Ihrem Beruf unterschätzt?	○	×
27. Streuen Sie gerne Parmesan über Nudeln?	×	○
28. Machen Sie einmal pro Jahr einen Gesundheitscheck?	×	○
29. Zum Sport gehört bei mir auch Krafttraining.	×	○
30. Rast Ihnen manchmal das Herz?	○	×
31. Ich mache oft Entspannungsübungen.	×	○
32. Ich koche gern mit Butter.	○	×
33. Leiden Sie unter Zahnfleischblutungen?	○	×
34. Mein Alltag wächst mir manchmal über den Kopf.	○	×
35. Essen Sie regelmäßig Joghurt, Buttermilch, Sauermilch?	×	○
36. Gehen Ihnen die Haare aus?	○	×
37. Wird die Hausarbeit geteilt?	×	○
38. Zeit für einen Tratsch mit Freundinnen nehme ich mir ausgiebig.	×	○
39. Ich betreibe dreimal 45 Minuten Sport in der Woche.	×	○
40. Ich rauche.	○	×
41. Sojajoghurt ist Spitze, ich esse ihn laufend.	×	○
42. Kennen Sie Ihre Blutfettwerte?	×	○
43. Wären Sie gerne ein paar Kilos los ?	○	×
44. Trinken Sie mehr als ein Glas Wein pro Tag ?	○	×
45. Auch für kurze Strecken benutze ich das Auto.	○	×
46. Essen Sie täglich 2 Esslöffel Leinsamen?	×	○
47. Ein gesunder Lebensstil senkt das Brustkrebsrisiko.	×	○
48. Sind Sie mit Ihrer Haut zufrieden?	×	○
49. Nach dem Training fühle ich mich super.	×	○
50. Achten Sie auf den Fettgehalt der Milchprodukte?	×	○

Hormone – Stoffe, die das Leben schreiben

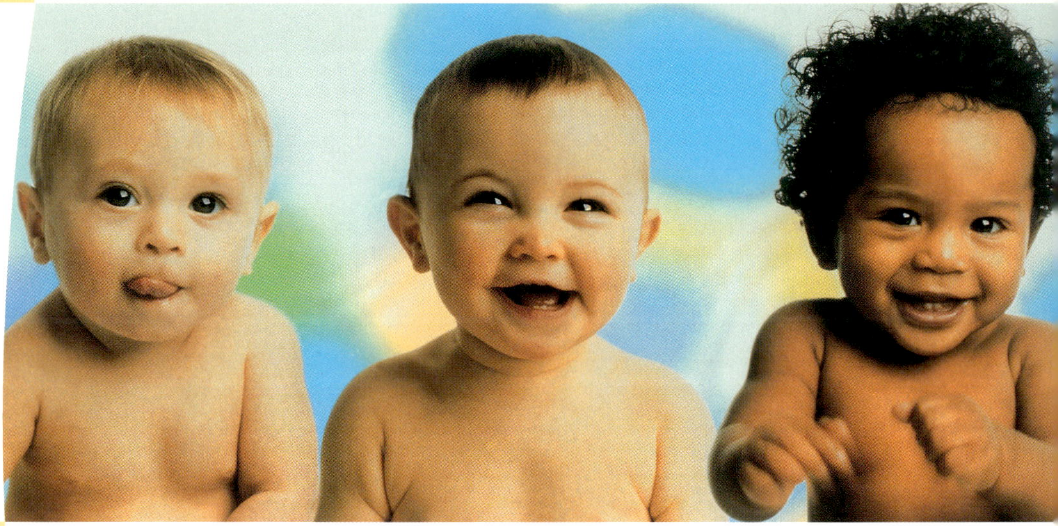

Wenn aus tapsigen Kleinkindern aufgeweckte Mädchen und Jungen werden, sind die Hormone im Spiel. Ab der Pubertät verläuft nicht mehr alles so glatt. Hormonschwankungen können sich unangenehm bemerkbar machen, Akne hervorrufen, die Krise vor den Tagen oder unregelmäßige Zyklen. Dagegen gibt es natürliche Mittel.

Pubertät, die Fülle des Lebens wartet

Hormone können ins Leben eingreifen, es gehörig durcheinander bringen. Damit sind Mädchen öfters schon bei der ersten Monatsregel konfrontiert. Die Empfindungen, welche mit dieser Veränderung verbunden sind, hängen wesentlich davon ab, wie ein Mädchen den Stellenwert des Frauseins in der Gesellschaft erlebt. Manche Mädchen freuen sich über das Erwachsenwerden, darauf, endlich eine richtige Frau zu sein. Für andere ist die erste Regel eine Niederlage. Sie gehören jetzt endgültig zum »schwachen Geschlecht«, hassen die Vorstellung, dass sie von nun an bis in alle Ewigkeit jeden Monat regel-mäßig Bauchschmerzen und Blutungen haben werden. Unsicherheiten und Ängste befallen nun so manche Töchter. Mütter helfen, wenn sie von den eigenen Erfahrungen mit »den Tagen« erzählen. Am meisten unterstützen Sie Ihre Tochter jedoch, wenn Sie ihre Entwicklung zu einer eigenständigen Persönlichkeit fördern, sie darin bestärken, dass Frausein nicht die Beschränkung auf eine biologische Rolle bedeutet, sondern dass auf ein Mädchen die ganze Fülle des Lebens wartet.

Neues Hobby: Flirten

Wenn Mädchen plötzlich am liebsten mit den Jungs schäkern, haben die Östrogene zugeschlagen. Die Anbandel-Hormone machen uns empfänglich für das andere Geschlecht – und das in jedem Alter!

Aller Anfang ist schwer

Mädchen kommen mit rund 5 000 000 Eizellen in den Eierstöcken auf die Welt. Irgendwann zwischen 12 und 14 Jahren gibt das Gehirn den Befehl, vermehrt die Hormone FSH (Follikel stimulierendes Hormon) und LH (Luteinisierendes bzw. Gelbkörperhormon) auszuschütten. Die Hormone wecken die Eizellen aus ihrem Dornröschenschlaf. Das erste Eibläschen reift heran. Der Monatszyklus hat begonnen, aus einem Mädchen ist eine Frau geworden, die Kinder bekommen kann. Die ersten Zyklen sind noch schwankend. Körperliches Unwohlsein, miese Stimmung, Angewidertsein von allem und jedem können diese Hormonduschen auslösen. Auch heftige Bauchkrämpfe, Ohnmachtsanfälle und Übelkeit durch einen niedrigen Blutdruck machen das Erwachsenwerden zuweilen so richtig »ätzend«.

Der kleine Unterschied

Wie die Erwachsenen haben auch Mädchen und Jungen sowohl weibliche als auch männliche Hormone. Der kleine Unterschied: Bei den Mädchen überwiegen die Östrogene, bei den Jungen die Androgene.

Schönheitsfehler Pickel

Auch das noch! Fünfzehn, ständig Zoff mit dem Rest der Welt und dazu dicke, rote Pusteln, mitten im Gesicht. Pickel geben einem ohnehin schon angekratzten Selbstwertgefühl den Rest. Da nutzt der liebevolle Hinweis auf das Märchen vom hässlichen Entlein gar nichts. Disko ist angesagt, die erste Liebe wartet, eine schöne Haut ist lebenswichtig. Kann man als Mutter gut verstehen, sind doch Pickel so was wie die Falten der Jugend. Bei jungen Mädchen besteht noch kein Gleichgewicht zwischen Östrogenen, Progesteron und den männlichen Androgenen. Dieses Durcheinander stört die Talgproduktion und verursacht verstopfte, entzündete Poren.

Vorsicht vor Pickelmachern!

Zuckersüße Goodies, klebrige Limonaden und höllisch scharfe Gewürze sind ein gefundenes Fressen für Pickel. Darum Bananen statt Schokoriegeln, Joghurt-Mixgetränke statt Cola. Nebeneffekt – fruchtig Süßes hält schlank!

Stress für Psyche und Körper

Wie eng gewoben das Flechtwerk zwischen Seele und Hormonen ist, zeigt sich meist in dieser Phase der Pubertät. Manche Mädchen wollen noch Kind bleiben, weigern sich, erwachsen zu werden, reagieren mit Essensverweigerung, die bis zur krankhaften Magersucht führen kann. Der Gewichtsverlust bremst die körperliche Entwicklung, die Monatsblutung bleibt aus. Magersucht ist eine ernsthafte Erkrankung, muss ärztlich und psychologisch behandelt werden. Wenn junge Mädchen mit Hilfe von außen diesen Konflikt überwinden, normalisiert sich das Gewicht wieder, und der Hormonhaushalt kommt ins Lot. Unterstützen kann man diesen Prozess durch eine ausgewogene, hormonbewusste Ernährung. Bei zu niedrigem Gewicht sollte das Essen bis zum Erreichen des Normalgewichts einen etwas höheren Fettanteil haben.

Schmerzmittel aus dem Garten der Natur

- Krampflösend: Tee aus Gänsefingerkraut und Schafgarbe. Je 1 Teelöffel mit $^{1}/_{4}$ Liter kochendem Wasser aufgießen, 7 Minuten ziehen lassen, abgießen.
- Entkrampfend: Einen Heublumensack über Wasserdampf erwärmen. In ein dünnes Handtuch wickeln, auf den Bauch legen. 1 Stunde ruhen. Die ätherischen Öle wirken über die Haut.
- Druckmassage: Mit dem Daumen in der Furche zwischen Ferse und Knöchel mit starkem Druck entlangstreichen. Jeden Knöchel 5 Minuten massieren.

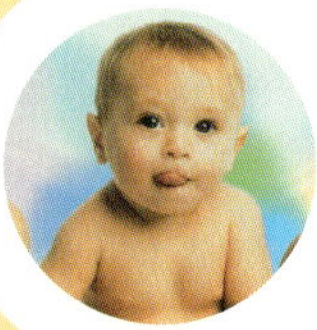

Eltern raus!

Erwachsenwerden bedeutet auch die Welt neu entdecken. Und zwar die eigene. Welcher Jugendliche möchte schon ausgetrampelten Pfaden folgen. Jede Generation will das Leben für sich neu erfinden. Dabei sind Eltern oft hinderlich, besonders wenn sie gar zu viel Verständnis zeigen: von der Musik bis zu den Tatoos alles genauso cool finden wie die Kids, das gleiche Outfit tragen, die gleiche Fernsehshow »affengeil« finden, und das noch vor den Freunden. Dem Nachwuchs wird dadurch ein Stück eigene Identität vorenthalten.
Lassen sich Eltern durch nichts provozieren, macht die Rebellion keinen Sinn, wird der notwendige Ablösungsprozess verhindert. Jugendliche müssen dann zu immer extremeren Formen der Abgrenzung greifen. Darum schütteln Sie ratlos den Kopf, wenn Ihre Tochter den neuen Look präsentiert und zeigen Sie sich entsetzt über das Zungenpiercing.

Fasten verzögert Periode

Das Einsetzen der ersten Monatsblutung ist auch abhängig vom Gewicht. Wenn Mädchen zu dünn sind, unter 45 Kilo wiegen, verzögert sich der Eintritt in die Pubertät.

Reine Haut und schlanke Figur

Phytoöstrogene harmonisieren das unausgewogene Verhältnis von Östrogenen und Androgenen bei jungen Mädchen. Sie verhindern, dass Poren mit Talg verkleben und sich deshalb Pickel bilden. Die pflanzlichen Hormone wirken langfristig, einmal ein Löffelchen Leinsamen verbessert die Haut nicht. Wer sich schön essen will, muss regelmäßig Sojajoghurt, Sojadrinks und Tofu essen. Der Erfolg kann sich allerdings sehen lassen. Diese Ernährung macht schön und hält schlank, besonders wenn gleichzeitig reichlich frisches Obst, Gemüse und Vollkornprodukte auf den Tisch kommen.
Insgesamt sollte man alle größeren Beschwerden in der Pubertät ernst nehmen und nicht bagatellisieren. Besuchen Sie mit Ihrer Tochter eine einfühlsame Frauenärztin oder eine speziell für junge Mädchen eingerichtete Ambulanz. Der erste Besuch beim Frauenarzt kann nämlich auch darüber entscheiden, ob Frauen später regelmäßig zur Vorsorgeuntersuchung gehen.

Akne weg!

Auch auf den Teint wirken die phytoöstrogenreichen, natürlichen Lebensmittel besser als alle Salben. Nur die Balance der Hormone sorgt für eine makellose Gesichtshaut.

Tanz der Hormone im monatlichen Zyklus

Ist von weiblichen Hormonen die Rede, denkt man meist nur an die Östrogene. Für die Steuerung des Zyklus sind aber noch weitere Hormone von Bedeutung.

Zu Beginn der Zyklusphase erfolgt über das Zwischenhirn der Auftrag an die Hirnanhangsdrüse, das FSH (Follikel stimulierendes Hormon) zu produzieren. Dieses Hormon regt die Eibläschen (Follikel) im Eierstock zum Wachstum an. Als Antwort produzieren die Eibläschen, in welchen die Eizellen sitzen, täglich mehr Östrogen, sie wachsen und reifen. Im gleichen Maße wie der Östrogenspiegel steigt, sinkt die FSH-Produktion. Erreicht die Östrogenkonzentration im Blut eine vorprogrammierte Höhe, wird von der Hirnanhangsdrüse das LH (gelbkörperbildendes oder luteinisierendes Hormon) ausgeschüttet. Im Blut erkennt man einen steilen Anstieg der LH-Konzentration unmittelbar vor dem Eisprung (Ovulation). Beim Eisprung platzt das größte Eibläschen und setzt eine Eizelle frei. Der Zeitpunkt des Eisprungs ist bei jeder Frau verschieden. Meist findet er 12 bis 16 Tage nach dem ersten Tag der letzten Regel statt.

Die Eizelle gleitet über die Eileiter in die Gebärmutter. Auf dem Weg dorthin und auch in der Gebärmutter kann das Ei von entgegenschwimmenden Spermien befruchtet werden. Die fruchtbare Zeit

Immer müde und schlapp?

Lassen Sie Ihr Blutbild kontrollieren. Vielleicht haben Sie auch, bedingt durch den Blutverlust bei Ihrer Periode, zu wenig Eisen. Dann können nur noch kleine rote Blutkörperchen produziert werden. Diese transportieren zu wenig Sauerstoff in die Zellen. Die Energie sinkt in den Keller.

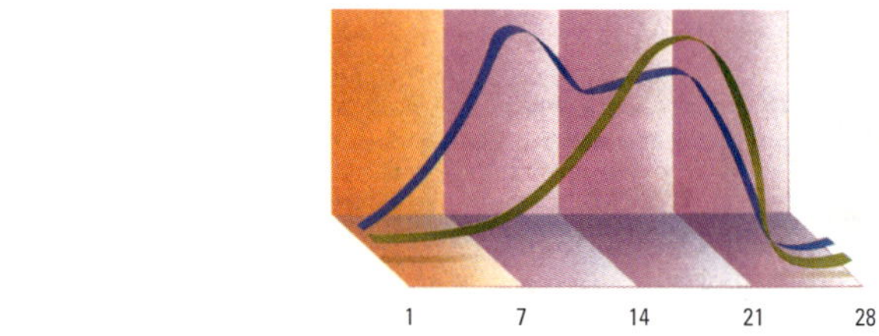

Der normale Menstruationszyklus
In der ersten Hälfte des Menstruationszyklusses wird zunächst ein wenig und dann viel Östrogen von den heranreifenden Follikeln ausgeschüttet. Nach dem Eisprung entwickelt sich das leere Eibläschen in den Gelbkörper, der Progesteron und etwas Östrogen produziert. Die Blutung tritt ein, wenn die Östrogen- und Progesteronspiegel fallen.

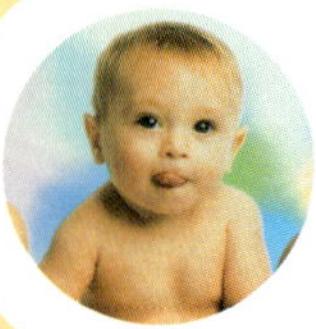

Was sind Gestagene?

Das wichtigste schwangerschaftserhaltende Hormon ist das Progesteron, auch Gelbkörperhormon genannt. Wenn es zum medizinischen Einsatz künstlich hergestellt wird, spricht man von Gestagenen. Diese sind in der Pille enthalten und in Kombinationspräparaten bei der Hormonersatztherapie. Manchmal kommen Gestagene auch bei der Behandlung von Kinderlosigkeit zum Einsatz.

dauert ein bis drei Tage. Aus dem geplatzten Eibläschen, das in den Eierstöcken bleibt, entwickelt sich der Gelbkörper. Dieser produziert Progesteron, ein schwangerschaftserhaltendes Hormon, aber auch geringe Mengen Östrogen. Die Gebärmutterschleimhaut wird durch das Progesteron aufgebaut, um das befruchtete Ei aufzunehmen.
Kommt es während dieser Zeit zu keiner Befruchtung, sinkt die Progesteronkonzentration ab. Der Gelbkörper stellt seine Produktion ein. Dieser zweite Teil des Zyklus dauert bei fast allen Frauen konstant 14 Tage. Durch das Absinken des Progesterons kommt es zur Abstoßung der Gebärmutterschleimhaut und damit zur Regelblutung. Der Zyklus beginnt von neuem. Jede Frau hat eine individuelle Zyklusdauer. Ein Zyklus kann von 24 bis 32 Tagen dauern.

Un-Regel-Mäßigkeiten lassen Zähne wackeln

Östrogenmangel schädigt die Mundschleimhaut. Entzündungen und Parodontose sind die Folge. Phytoöstrogene festigen das Zahnfleisch, stoppen das Zahnfleischbluten.

Fasten gefährdet den Eisprung und die Knochen

Wiederholtes, exzessives Fasten verursacht niedrige Östrogenwerte und löst damit Zyklusstörungen aus. Das kann so weit führen, dass der Eisprung ausbleibt und eine unerwünschte Kinderlosigkeit auftritt. Durch das Fasten verzögert sich der Eisprung.
Durch diesen verzögerten Eisprung infolge von Hungerkuren werden auch die Knochen angegriffen. Verstärkt wird dieser schädigende Effekt auf die Knochen durch eine zu geringe Kalziumzufuhr, da einseitige Diäten auch oft zu einem Defizit bei diesem wichtigen Knochenbaustoff führen. Ergebnis: Die Gesamtknochenmasse sinkt, das Risiko, an Osteoporose zu erkranken, steigt.

Verhütung – die Pille trickst den Körper aus

Kein Verhütungsmittel ist so sicher: Die Pille greift direkt in den Hormonhaushalt der Frau ein. Sie ist ein Mix aus Östrogen und synthetisch hergestelltem Progesteron. Dieses Kombipräparat hält den Hormonspiegel konstant. Die für den Zyklus typischen Schwankungen von Östrogen und Progesteron fehlen, damit auch der Impuls, dass die Hormone FSH und LH vermehrt ausgeschüttet werden.
Die Folge: Die Eibläschen reifen nicht. Es kommt zu keinem Eisprung, eine Befruchtung ist ausgeschlossen. In den pillenfreien Tagen sinken die Hormonspiegel, die Gebärmutterschleimhaut löst sich, eine regelähnliche Blutung tritt auf. Positiver Nebeneffekt: Frauen haben weniger Regelschmerzen, starke Blutungen normalisieren sich.

Von der Euphorie zur Ernüchterung

Frauen verdanken der Pille viel. Seit ihrer Existenz haben sie die Chance, Sexualität lustvoll und ohne Furcht vor ungewollter Schwangerschaft zu erleben. Sie können ihre Zukunft planen, Kinder nach Wunsch bekommen. Die Immunkrankheit Aids hat jedoch vieles geändert. Nicht nur die Verhütung einer ungewollten Schwangerschaft, sondern auch die Verhütung lebensbedrohlicher Krankheiten muss gesichert sein. Nur Frauen in einer stabilen Partnerschaft können sich noch auf die Pille verlassen. Aber auch diese werden nach einiger Zeit pillenmüde.
Die Vorstellung, über Jahrzehnte ein Hormonpräparat mit Östrogen zu schlucken, macht Angst. Obwohl noch nicht bewiesen ist, dass die Pille das Brustkrebsrisiko erhöht. Wer raucht oder Krampfadern hat, sollte wegen der erhöhten Thrombosegefahr die Pille links liegen lassen. Das gilt vor allem für Frauen über 35. Auch Bluthochdruck, Herzkreislauferkrankungen, Störungen der Leberfunktion, Asthma, Diabetes, Migräne und Depressionen sollten eine Pilleneinnahme ausschließen.

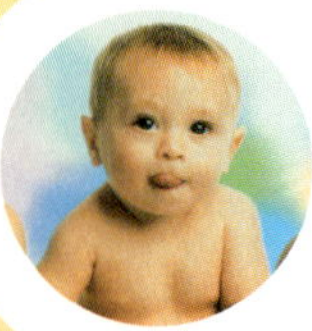

Spritze statt Pille

Als hormonelle Alternative zur Pille gibt es eine Dreimonatsspritze. Dabei handelt es sich um ein Präparat, das ohne Östrogen auskommt. Es wird von vielen Gynäkologen für Frauen empfohlen, welche aus medizinischen Gründen die Pille nicht einnehmen dürfen. Die Spritze, ein Depotpräparat, wird tief unter die Haut gepflanzt und gibt dort über drei Monate seinen Wirkstoff ab. Viele Frauen sind jedoch irritiert, weil in dieser Zeit keine Blutung auftritt. Auch die Vorstellung, einen Fremdkörper im Fleisch sitzen zu haben, wirkt abschreckend. Die Dreimonatsspritze eignet sich außerdem nur für Frauen, die keinen weiteren Kinderwunsch haben.

Wenn Frauen sich heute gegen die Pille entscheiden oder zusätzlich zur Verhütung ansteckender Krankheiten ein Kondom benutzen, bedeutet das nicht den Rückfall in freudlose Zeiten. Frauen haben ein unverkrampfteres Verhältnis zu ihrem Körper, betrachten eine erfüllte Sexualität als selbstverständlichen Bestandteil ihrer Existenz.

Verhütung ohne Hormone

Wer keine Pille nimmt, kann sich trotzdem auf zuverlässige Verhütungsmittel verlassen. Jede Frau braucht eine für ihre individuellen Bedürfnisse abgestimmte Methode. Einige Frauen fühlen sich mit der Spirale wohl, für andere ist dieses Ding Furcht einflößend. Frauen mit einem regelmäßigen Lebensrhythmus und einem stabilen Zyklus können sich für die Temperaturmessung entscheiden. Dies erfordert allerdings viel Vertrautheit mit dem eigenen Körper, Disziplin und Konsequenz – jeden Morgen um die gleiche Zeit muss gemessen werden.

Eine Analyse des Cervixschleims oder ein Minicomputer, welcher die fruchtbaren Tage errechnet, unterstützen diese Methode. Entsprechende Geräte gibt es in der Apotheke. Auch das Diaphragma in Verbindung mit einer antispermiziden Creme ist eine der Möglichkeiten zur hormonfreien Verhütung. Alle Verhütungsmittel haben jedoch eines gemeinsam: Sie wirken nur, wenn man sie benutzt! Schutz vor Aids bieten aber nach wie vor ausschließlich Kondome.

Die Pille aus der Natur

Die mexikanischen Chiapaindiofrauen essen die Yamswurzelknollen als Verhütungsmittel. Die Pharmaindustrie verwendet den gleichen Grundstoff zur chemischen Herstellung von Gestagen, einem Hauptbestandteil der Pille.

Jeden Monat Weltuntergang – das prämenstruelle Syndrom

Liebe – ein Hormonhoch

Wenn es zwischen zwei Menschen funkt, überschwemmen Glückshormone den Körper. Diese werden im Limbischen System unseres Gehirns und nicht im Großhirn, wo der Verstand sitzt, aufgefangen und lösen überwältigende Gefühle aus. Wir geraten außer Rand und Band, möchten die ganze Welt umarmen.

Gegen Ende des Zyklus, bevor die Regelblutung einsetzt, fallen viele Frauen in ein Tief, gegen welches sich die schwarzen Löcher des Universums harmlos ausnehmen. Mehr denn je nervt die Stimme des Chefs. Kinder werden zu kleinen Monstern. Männer sollen am besten zu ihrer Mutter verschwinden. Die Frau im Spiegel – ein Zombie aus der Unterwelt. Bauch bläht sich. Beine schwellen. Pickel auf dem Kinn. Kopfschmerzen, Kreuzschmerzen – einzige Rettung: eine dreitägige Vollnarkose!

Richtig essen statt leiden

Dieses monatliche Desaster muss nicht sein. Pflanzliche Östrogene können das Hormonungleichgewicht, welches PMS auslöst, verhindern. Unterstützend wirken einfache Änderungen im Lebensstil und den Essgewohnheiten. Es sind Kleinigkeiten, aber sie wirken: Essen Sie zweimal pro Tag einen Sojajoghurt vermischt mit einem Esslöffel

Sie wissen wie es geht – tun Sie es

Eine hormonbewusste Ernährung hilft bei unregelmäßigem Zyklus. Eine hormonbewusste Ernährung macht schlank, eine hormonbewusste Ernährung …

Vielleicht nerven Sie diese ständigen Wiederholungen. Aber eigentlich ist es ganz praktisch – mit einer Klappe werden sämtliche Fliegen erlegt – nur – Sie müssen es tun, das Wissen allein gleicht den Hormonspiegel nicht aus. Die Gedanken sind zwar mächtig, aber dem Hormonhaushalt genügt es nicht, dass über ihn nachgedacht wird. Er will das richtige Futter. Geben Sie sich einen Ruck, fangen Sie an mit der hormonbewussten Ernährung: ein Löffelchen Sojajoghurt für die Mama, ein Löffelchen Sojajoghurt für die Ilse, ein …

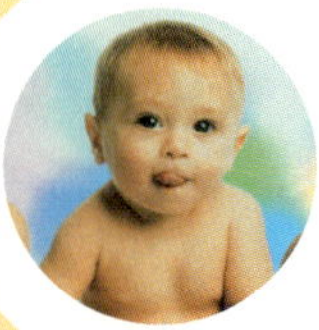

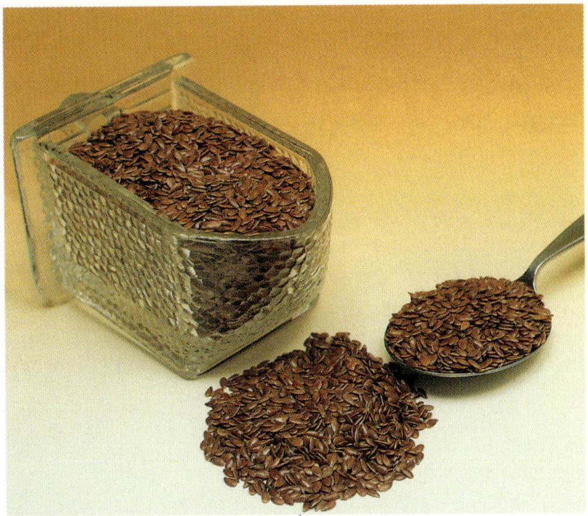

Leinsamen enthalten neben einer hohen Konzentration an Phytoöstrogen viele wertvolle ungesättigte Fettsäuren.

geschroteten Leinsamen. Je nach Appetit rühren Sie auch Honig und klein geschnittene Früchte darunter. Mixen Sie regelmäßig einen Sojamilchdrink, leckere Rezepte dazu finden Sie in diesem Buch ab Seite 70. Wenn Sie keine Zeit haben, vermischen Sie Sojamilch mit Mineralwasser – das ist auch erfrischend gegen den Durst. Trinken Sie regelmäßig einen halben Liter Sojamilch pro Tag.

Streuen Sie regelmäßig geschrotete Leinsamen über knackig frische Salate oder kauen sie die kleinen Samen zwischendurch, vermischt mit ein paar Sonnenblumenkernen. Stellen Sie ein Schälchen mit dieser Phytomischung auf den Schreibtisch. Lassen Sie die Kollegin mitknabbern, das verbessert die Stimmung am Arbeitsplatz. Bestellen Sie beim Chinesen oder Japaner Gerichte mit Tofu. Als Snack Tofu-Burger statt Ham-Burger!

Natürlich gegen PMS

- Wenig Salz verwenden – verhindert Flüssigkeitseinlagerung.
- Brennnesseltee wirkt harntreibend. Flüssigkeit wird ausgeschwemmt. 1 TL Tee auf $^1/_4$ Liter Wasser, 7 Minuten ziehen lassen.
- Ausreichend und regelmäßig schlafen stärkt das gestörte Immunsystem.
- Mönchspfeffertropfen regulieren sanft den Zyklus.
- Regelmäßige Bewegung, auch an der frischen Luft.
- Alkohol und Zigaretten reduzieren, dadurch werden zusätzliche Belastungen für den Organismus gemildert.
- Wenig Zucker, wenig tierische Fette essen.
- Zwischendurch Nüsse knabbern.
- Hefeflocken über Salat und Suppe streuen.
- Viele phytoöstrogenreiche Nahrungsmittel wählen.

Warum nicht Nonnensalz?

Mönchspfeffer, eine Heilpflanze aus dem Mittelmeerraum, hat hormonähnliche Eigenschaften. Er normalisiert den erhöhten Prolaktinspiegel am Ende des Zyklus und verhindert so PMS.

Kinder, Job & Haushalt – und wo bleibe ich?

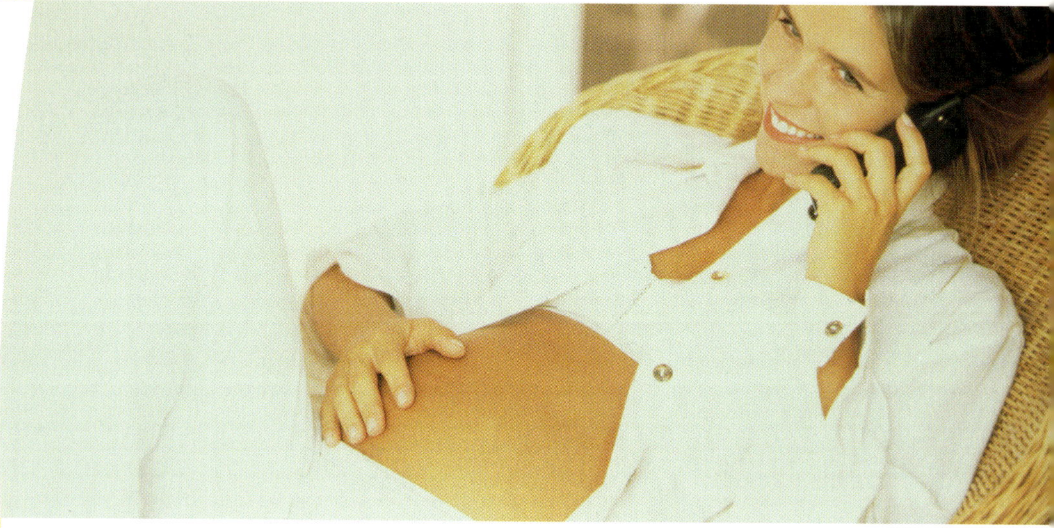

Das neue Leben mit einem Kind bietet zutiefst beglückende Erfahrungen, fordert jedoch den vollen Einsatz aller Kräfte und krempelt den Alltag kräftig um. Damit das alles nicht auf Kosten Ihrer Gesundheit geht, einige Hormontipps vom richtigen Essen in der Schwangerschaft, bei Wochenbett-Depression oder Familienchaos.

Neun Monate Hochbetrieb

Die Befruchtung der Eizelle gibt den Startschuss. Ein hochspezialisiertes Team von Hormonen geht in das Neunmonatsrennen, schafft die Voraussetzungen für ein Wunder: Das Zellklümpchen verwandelt sich in ein knuddeliges Baby. Als erstes wird die Produktionsstätte für Hormone, welche in der Schwangerschaft wichtig sind, von den Eierstöcken in die Plazenta (den Mutterkuchen) verlagert. Ganz nah zu der befruchteten Eizelle, die es sich in der Gebärmutter gemütlich macht. Durch die Plazenta sind Mutter und Kind direkt verbunden. Die Plazenta nimmt die Nährstoffe aus dem mütterlichen Blut auf und leitet sie über die Nabelschnur zum Kind.

Neue Jobs für Hormone

Östrogene sorgen nicht nur für die Mutter, sondern auch für das ungeborene Kind. Sie kurbeln die Nährstoffzufuhr an, fördern die Eiweißproduktion für Mutter und Kind, halten Haut und Muskeln der Mutter elastisch und bereiten das Gewebe damit auf die Geburt vor. Auch Progesteron zeigt sich flexibel, hilft bei der Entwicklung der kindlichen Lunge. Prolaktin, wichtig nach der Geburt beim Stillen, fördert jetzt die Fruchtwasserbildung.
Die Plazenta ist eine Kreativwerkstatt. In ihr werden ständig neue Produkte entwickelt, maßgeschneidert für den jeweiligen Entwicklungsstand des ungeborenen Kindes. Eine Meisterleistung ist das Hormon HCG. Es wird nur in der Schwangerschaft produziert. Seinen Höchststand erreicht es zwischen der zehnten und zwölften Schwangerschaftswoche. Der Innenarchitekt unter den Hormonen designed die Veränderungen in der Gebärmutter, damit das Kind sich richtig zu Hause fühlt.

Kalzium für Mutter und Kind

Für das Knochengerüst des Kindes wird viel Kalzium benötigt. Isst die Schwangere nicht genug davon, holt sich der Organismus den Baustoff aus ihren Knochen. Frauen, die in rascher Folge schwanger sind, droht später Osteoporose.

Bodyguards für das ungeborene Kind

Aber damit nicht genug, auch ein ausgeklügeltes Schutzsystem stellt die Plazenta auf die Füße, schickt eifrige Wächter los, die das ungeborene Kind vor Giftstoffen und schädigenden Radikalen schützen. Gleichzeitig stärken diese Bodyguards das Immunsystem von Mutter und Kind, stabilisieren die Blutzuckerwerte, fördern einen immer gleich bleibenden Energiestrom zum Kind. Parallel dazu läuft der mütterliche Stoffwechsel auf Hochtouren. Die Hormonproduktion in den anderen Organen unterstützt diese Spitzenleistung des Körpers.

Elastische Blutgefäße

Östrogene halten die Adern und Venen von Schwangeren geschmeidig und gut dehnbar. Denn in der Schwangerschaft steigt die Blutmenge, zwei Organismen müssen versorgt werden, und trotzdem darf der Blutdruck nicht ansteigen.

Geburt – der große Moment

Das Jahrtausend der Frauen

Laut Zukunftsforschern steigen die Chancen der Frauen auf die Chefsessel. Scharfer Verstand, soziale Intelligenz und die Fähigkeit zum vernetzten Denken, durchwegs weibliche Eigenschaften, sind in einer sich rasch ändernden Gesellschaft überlebensnotwendig.

Bei der Geburt schwingen die Hormone den Taktstock. Wenn die Zeit reif und das Kind weit genug entwickelt ist, kommt das Oxytocin auf den Plan. Oxytocin, die Hebamme unter den Hormonen, bringt das Kind auf den Weg ins Leben. Es leitet die Geburt ein, indem es die Kontraktionen der Gebärmutter auslöst. Es hilft bei der Erweiterung des Geburtskanals, unterstützt die Milchbildung. Für den furiosen Höhepunkt der Schwangerschaft spielen viele Hormone wie in einem gewaltigen Orchester zusammen: Förderung der Wehentätigkeit, Verbesserung der Blutgerinnung, Steuerung der Durchblutung, Regulation des Schmerzempfindens, Vorbereitung des Kindes auf das Leben außerhalb der schützenden Gebärmutter. Sämtliche Vorgänge laufen gleichzeitig ab.

Talfahrt der Hormone trübt das Glück

Nach der Geburt verklingt die Symphonie dieser Hormone. Durch die letzten Töne wird die Plazenta, die ihre Aufgabe nun erfüllt hat,

Mütter sind schlauer

Östrogene erhöhen die Gehirnleistung. Was Frauen grundsätzlich zu geistigen Höhenflügen befähigt, wird in der Schwangerschaft noch verstärkt. Schwangere müssen sich mit einer geänderten Lebenssituation auseinander setzen, Verantwortung für ein hilfloses Wesen übernehmen. Mehrere Dinge müssen jetzt gleichzeitig erledigt werden: trotz Schwangerschaft voll im Job, daheim das Nest für den Neuankömmling vorbereiten, vor Aufregung konfuse Väter beruhigen, den Tag X generalstabsmäßig planen. Fragen für die Zeit danach warten auf Antwort: Wie lange soll die Babypause sein, geht auch der Vater in Mutterschaftsurlaub? Ist eine Karriere trotz Kind noch möglich? Mütter entwickeln Topmanagerqualitäten, um das neue Leben unter einen Sonnenhut zu bringen.

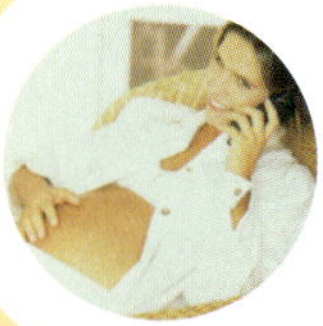

Keine Panik, wenn die Haare ausfallen!

Der über Monate hohe Östrogenspiegel während der Schwangerschaft regt den Haarwuchs deutlich an. Die Haare werden fest und glänzend. Fallen nach der Geburt die Hormonspiegel ab, löst dieser Östrogenschock bei der Hälfte aller Frauen einen verstärkten Haarausfall aus. Ein Haarverlust bis zu 100 Haaren pro Tag ist aber durchaus normal. Auch hier helfen Phytoöstrogene. Sie nehmen den Platz der körpereigenen Hormone ein und erhalten so die Haarpracht.

Erste Schlückchen

Stillen löst den Reflex zur Milchbildung aus. Lassen Sie sich nicht entmutigen, wenn kleine Anfangsschwierigkeiten auftreten. Sprechen Sie schon vor der Geburt mit Frauen, die gestillt haben.

abgestoßen. Da der Mutterkuchen während der gesamten Schwangerschaft die Hauptproduktionsstätte von Östrogen und Progesteron war, erlebt die junge Mutter nach der Geburt ein plötzliches Hormontief. Bei einigen Frauen löst dieser Entzug »das heulende Elend« aus. Für die Umgebung nicht verständlich: Trotz eines gesunden Kindes sind manche junge Mütter zu Tode betrübt.
Eine enge emotionale Verbindung zum neugeborenen Kind vertreibt den Babyblues. Frauen, die ihr Kind vom ersten Moment an bei sich haben, leiden deutlich weniger unter Wochenbett-Depressionen. Wählen Sie eine Klinik mit Rooming-in. Wenn es medizinisch vertretbar ist, können Sie auch eine ambulante Geburt in Betracht ziehen. Auch Stillen schafft Nähe, macht Mutter und Kind zufrieden. Legen Sie ihr Baby sofort nach der Geburt an.

Soja hebt die Stimmung

Phytoöstrogene können die gesunkenen Hormonspiegel ausgleichen. Essen Sie hormonbewusst. Im Wochenbett ist leichte Kost und viel Flüssigkeit gefragt. Trinken Sie darum öfters Mixgetränke mit Sojamilch. Essen Sie feine Gemüsecremesuppen mit Tofu, eine fruchtige Creme aus Bananen, geriebenem Apfel, Sojajoghurt und geschroteten Leinsamen. Im Wochenbett sind Leinsamen doppelt wertvoll. Erstens sind sie wahre Schätze an Phytoöstrogenen, zweitens fördern sie wirkungsvoll die Verdauung.

Stillen – für das Baby nur das Beste

Trinken nach Wunsch

Vergessen Sie den 4-Stunden-Rhythmus. Stillen Sie Ihr Baby, so oft es trinken will. Sie ersparen sich und Ihrem Kind damit viel Stress. Auch die Milchproduktion spielt sich so leichter ein.

Das komplizierte High-Tech-Spiel der Hormone endet nicht mit der Geburt. Das neugeborene Kind muss außerhalb des Mutterleibs genauso perfekt versorgt werden wie in seinem ersten Zuhause, dieser angenehmen, rosaroten Höhle. Die Hormone bereiten die nächste Glanzleistung vor: Das Stillen! Hauptverantwortlich dafür ist das schon in der Schwangerschaft wirksame Prolaktin. Es steuert die Milchproduktion, stärkt die Immunkräfte der Mutter. Bewirkt, dass aus der Muttermilch der beste Immunshake wird.

Das Kolostrum, die ersten Tropfen haben es in sich. Sie sind optimale Kraftnahrung für das neugeborene Baby. Lebenswichtige Schutzstoffe in höchster Konzentration, dazu alle Nährstoffe leicht verdau-

Ruhe fördert die Milchbildung

Ein Baby ist ziemlich anstrengend. Nutzen Sie jede Chance zur Erholung, auch wenn das Geschirr noch nicht abgewaschen ist. Je entspannter Sie sind, umso reichlicher fließt die Milch.

Gut für Mutter und Kind

- Zwischenmahlzeiten mit Müsli, Milch, Joghurt und Früchten statt Schokoriegel.
- Oft fein geschnittenen Fenchel unter den Salat mischen.
- Tofu in jeder Form in den Speiseplan einbauen. Gebraten, mit Mayonnaise, als fruchtige Creme, in der Suppe, als Burger.
- Bei Kaffeegelüsten brauen Sie sich einen koffeinfreien Cappuccino mit viel aufgeschäumter Magermilch.
- Linsensuppe statt Leberknödel.
- Joghurt-Mixgetränk statt Cola oder Limonade.
- Käsebrötchen statt Wurstbrötchen.
- Brokkoli oft und in vielen Variationen; schmeckt wunderbar.
- Beim Backen einen Teil Mehl durch Sojamehl ersetzen.
- Fein geriebenen Parmesan auf Nudelgerichte streuen.
- Gemüsesuppen werden auch mit Milch cremig; damit der Fettgehalt niedrig bleibt, Magermilch verwenden.
- Zwischendurch getrocknete Rosinen und Feigen naschen.
- Petersilie großzügig über das Essen streuen.

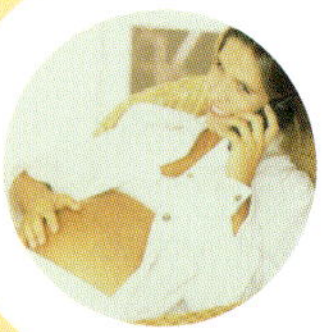

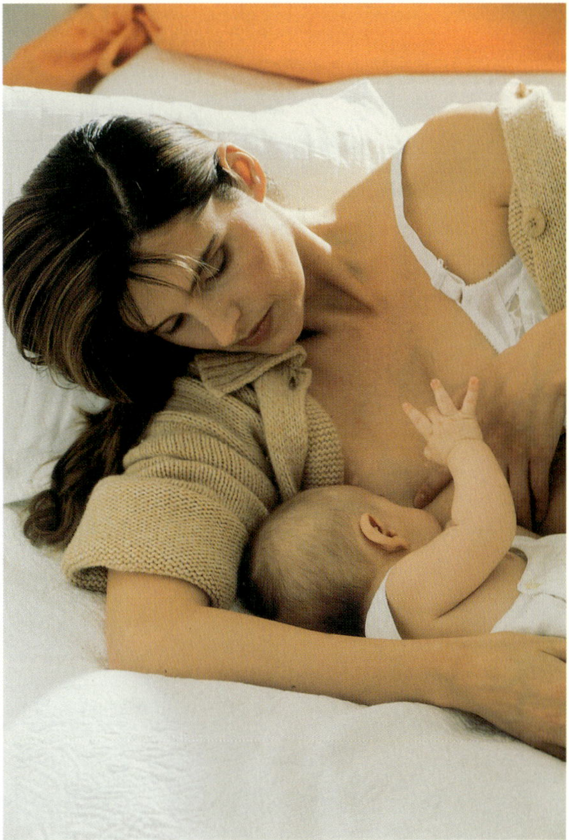

lich verpackt. Jedoch auch später, wenn die Milch reichlich fließt, ist sie genau auf die Bedürfnisse des Kindes abgestimmt. Gestillte Kinder haben einen perfekten Start ins Leben. Sie sind vor Infektionskrankheiten geschützt, haben weniger Allergien, sogar noch als Erwachsene. Dazu baut das Stillen für Mutter und Kind auch einen langfristigen Schutz vor Krebs auf.

Powerfood für werdende und stillende Mütter

»Nicht mehr, sondern besser essen«, heißt das Motto für werdende Mütter. In der Schwangerschaft ist der Bedarf an Vitaminen und Mineralstoffen deutlich erhöht. Nicht jedoch der Bedarf an Kalorien. Werdende Mütter müssen darum viel Gemüse, Obst, Vollkornprodukte und schlanke Milchprodukte essen. So decken sie den erhöhten Vitalstoffbedarf auf natürliche Weise. Erwünschter Nebeneffekt: Eine übermäßige Gewichtszunahme ist ausgeschlossen.

Wichtige Nährstoffe können durch eine geschickte Kombination der Lebensmittel vermehrt aufgenommen werden. Milch mit Kartoffeln oder Linsen mit Naturreis steigern die Eiweißaufnahme. Das Eisen aus pflanzlichen Lebensmitteln wie Haferflocken, Sesam und Trockenfrüchten kann besser verwertet werden, wenn dazu Vitamin-C-reicher Orangensaft getrunken wird. Kalzium, wichtig für den Knochenaufbau, kommt aus schlanken Milchprodukten. Diese gesunde Ernährung passt auch in der Stillzeit. Der gering erhöhte Kalorienbedarf kann durch einen halben Liter Milch gedeckt werden. Essen Sie aber auch nach dem Abstillen gesund, so bleiben Sie fit.

Stillen schützt nicht vor Schwangerschaft. Wird gestillt, kommt es erst drei bis sechs Monate nach der Geburt zu einer Regelblutung. Trotzdem kann in dieser Zeit unbemerkt ein Eisprung auftreten, und Sie können schwanger werden.

Stress nervt – auch die Hormone

Unglaublich, aber wahr

Finden viel beschäftigte Mütter einmal einen Moment Ruhe und betrachten ihren Alltag aus einer gewissen Distanz, können Sie es oft nicht fassen, dass dieser pausenlose Stress ihr Leben sein soll.

6.00 Uhr – der Wecker klingelt. 6.30 Uhr – Kinder wecken, Zähneputzen überwachen, kleiner Streit wegen den zerfransten Hosen, 7.00 Uhr – Frühstück, die Schokolade kippt um, das T-Shirt muss gewechselt werden. 7.30 Uhr – Kinder in der Schule abliefern. Lehrerin erinnert an den selbst gebackenen Kuchen für das Schulfest. Fahrt zur Arbeit in der überfüllten U-Bahn. 8.30 Uhr – Arbeitsbeginn, Kollegin krank, Computer abgestürzt, fünf Kundenbeschwerden, 12.00 Uhr – Mittagspause, Installateur anrufen, Spülmaschine pumpt nicht ab. 12.45 Uhr – Steuerprüfung wird angekündigt, Chef hysterisch, Fortbildungsseminar bestätigen. 16.00 Uhr Arbeitsschluss, Fahrt in der überfüllten U-Bahn. Kinder vom Hort abholen. Chaos, eine Fensterscheibe kaputt, Einkaufen im Supermarkt, Markus will unbedingt Schokochips, gibt's nicht, dafür Geschrei. Empörung in der Schlange. Mit vollen Einkaufstaschen heimgehen, Wäsche in die Waschmaschine, Installateur anrufen, Hausaufgaben, Kochen, Tischdecken, Wäsche aus der Waschmaschine in den Trockner, 18.30 Uhr – Abendessen, Hausaufgaben, Einladungen für den Kindergeburtstag schreiben, Margit anrufen, nach Rezept für den Kuchen fragen. Abwaschen – von Hand, Kinder ins Bett bringen, Pippi Langstrumpf vor-

Job, Haushalt, Familie – bei diesem Full-Time-Job darf Frau schon mal gestresst sein.

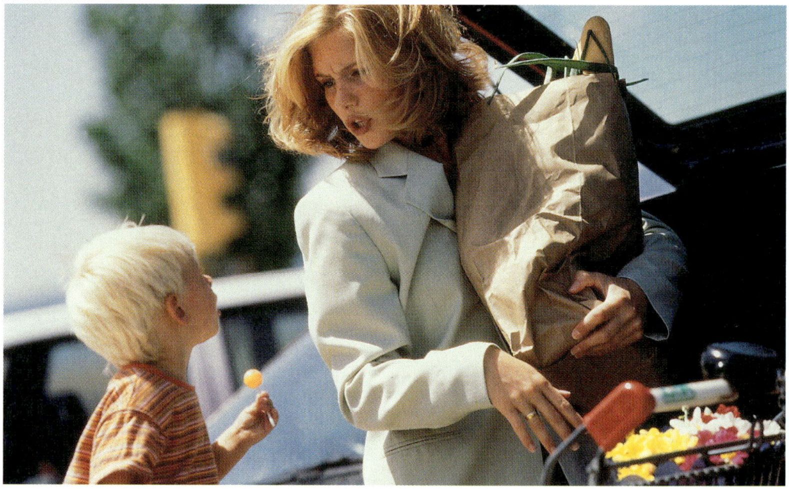

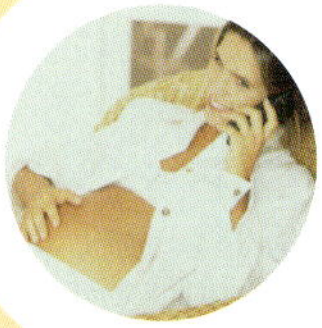

lesen, das stärkste Mädchen der Welt (ist trotzdem die Mami). Wäsche aus dem Trockner, Telefongespräch mit dem Anrufbeantworter des Installateurs, drei Blusen bügeln, Knopf annähen. Artikel über Steuerrecht lesen. Vor dem Fernseher einschlafen.

Chaos im Zwischenhirn

Dauerstress empört die Hirnanhangsdrüse, erbost schüttet sie einen Störfaktor aus. Der richtet zusätzliches Durcheinander an, bringt einen Teufelskreis in Gang: Sie sind gestresst, erschöpft, haben die Nase voll – da spielen auch noch die Hormone verrückt. Jetzt kommen Sie körperlich wirklich auf dem Zahnfleisch daher. Sind dadurch noch mehr gestresst vom ganz normalen Alltag – wenn das überhaupt möglich ist! Die Hirnanhangsdrüse läuft jetzt Amok, lässt eine neue Flut an Störfaktoren los. Der Magen streikt, die Beine werden dick, die Lust schwindet. Der Monatszyklus hält sich nicht mehr an die Regeln. Das zieht einen Rattenschwanz von Problemen nach sich: Bei gestörtem Zyklus steigt die Häufigkeit der Migräneattacken. Die Psyche wird noch mehr geschwächt. Das Herzinfarktrisiko erhöht sich fast um die Hälfte. Ein zu kurzer Abstand zwischen der Regel oder Zwischenblutungen leeren die Eisenspeicher. Das führt zu Blutarmut, die Belastungsfähigkeit sinkt.

Verschiedene Probleme, eine Lösung

Hormonstörungen können die unterschiedlichsten Ursachen haben. Auch die Auswirkungen dieser Störungen auf Gesundheit und Psyche sind vollkommen verschieden. Sie reichen von Akne, Wochenbett-Depressionen bis hin zu Migräneattacken. Dagegen hilft oft ein und dasselbe Mittel: phytoöstrogenreiche Ernährung.

Eine Chance für den Körper

Wenn Ihnen das bekannt vorkommt, versuchen Sie es auf die natürliche Art, bevor Sie mit Hormonkanonen auf Zyklusstörungen schießen. Kommen Sie zur Ruhe und durchbrechen Sie gleichzeitig den Teufelskreis durch hormonbewusstes Essen: Phytoöstrogene normalisieren den gestörten Zyklus und lassen die innere Hormonuhr wieder regelmäßig schlagen, der körpereigene Östrogenspiegel wird angehoben. Die Östrogene können wieder schützend auf den Organismus wirken. Der Blutdruck ist nicht mehr wie ein Schnellkochtopf kurz vor der Explosion. Das Herz beruhigt sich. Migräneattacken werden seltener, Spannungskopfschmerzen lassen nach. Sie fühlen sich wieder leistungsfähiger, dem Alltag besser gewachsen.

Für die ganze Familie

Sie sind überhaupt nicht selbstsüchtig, wenn von jetzt ab hormonbewusst aufgetischt wird. Obwohl etwas Egoismus keiner Mutter schadet. Unsere Rezepte ab Seite 70 schmecken der ganzen Familie. Die geballten Vitalstoffe halten vom Kleinkind bis zum Ehemann alle fit und gesund.

Nervennahrung für Gestresste

- Salate aus frischem Gemüse mit einer Marinade aus kaltgepresstem Öl sind einfach zubereitet. Frischer Salat gehört täglich auf den Tisch. Greifen Sie auch unterwegs, ob in Kantine oder Restaurant, immer kräftig in die Salatschüssel. Aber gießen Sie Joghurt- statt Mayonnaise-Dressing über die Salatplatte.
- Gemüse, von der Paprika bis zu den Möhren, sind wahre Schätze an Vitamin A, C und Ballaststoffen. Kaltgepresstes Öl verwöhnt mit dem begehrten Vitamin E.
- Mit Vollkornbrot werden Salate zur schnellen Hauptmahlzeit. Es ist wie alle Vollkornprodukte reich an B-Vitaminen.
- Streuen Sie würzige Hefeflocken über den Salat. Hefeflocken enthalten das Nervenfutter Vitamin B in höchster Konzentration.
- Genießen Sie zum Nachtisch statt üppiger Cremes vitaminreichen Obstsalat. Statt Sahne werden gehackte Nüsse darüber gestreut.
- Naschen Sie zwischendurch frische Früchte statt Schokoriegel.

Erfreuliche Nebenwirkung dieser Gesundheitscocktails: Sie stärken auch das Herz, schützen vor Krebs und verhindern Übergewicht.

Powerfrau und Supermutter

Kaum konnten Frauen dem alten Klischee vom Heimchen am Herd entrinnen, schlagen bereits die nächsten Idealbilder zu. Supermutter, die Powerfrau düst durch die Medien, ist gnadenlos gut und unerbittlich perfekt! Nie sah man sie erschöpft am Küchentisch sitzen, letzten Halt an einer Tasse Kaffee suchend. Von wegen! Sie ist schon makellos geschminkt, wenn sie morgens die Augen aufschlägt. Zieht vor dem Frühstück kalt lächelnd den ersten Geschäftspartner über den Tisch, serviert sogleich im weißen Spitzenschürzchen den Kinderchen das selbst gebackene Vollkornbrot.

So geht das den ganzen lieben langen Tag: An der Börse verdient Powermutter locker Millionen, nebenbei bügelt Superfrau die Hem-

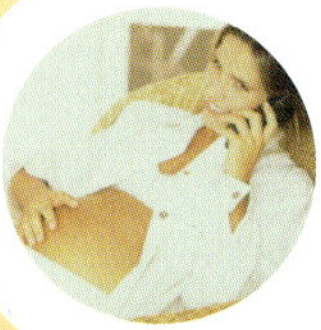

den ihres Göttergatten, spielt Verstecken mit den Kindern und schafft zwischendurch schnell noch unsterbliche Kunstwerke. Selbstverständlich ist sie auch erotisch ein Feuerwerk – kein Wunder bei dieser Figur – übertrifft Kleopatra an Verführungskünsten, hat ständig einen Schwarm Verehrer um sich – und oh mein Gott, kann diese Frau kochen, selbst Spitzenköche ziehen die Mütze vor ihr.

Zeit für mich

Lassen Sie sich von Ihren Pflichten nicht auffressen. Planen Sie Erholungsphasen. Verbringen Sie, wenn Sie das Bedürfnis dazu haben, auch einen Kurzurlaub allein. Sie sind deshalb noch lange keine Rabenmutter.

Sie sind bereits gut!

Vergessen Sie dieses Monsterwesen aus einer fernen Galaxie zwischen Buchdeckeln und Filmrollen. Ideale sind perfide, nur dazu ersonnen, dass der Rest der Welt sich klein und mickrig vorkommt. Diese Ideologie ist eine Falle, genau wie die vom still duldenden Mütterchen am Herd. Wenn Sie dem unerreichbaren Mythos von der Überfrau auf den Leim gehen, führt das in die permanente Überforderung und zu anhaltender Unzufriedenheit.

Sie sind wunderbar und leisten Großartiges. Gerade darum dürfen Sie erschöpft, müde und grantig sein. Sie sind eine Frau aus Fleisch und Blut, noch dazu mit einem sensiblen Hormonhaushalt ausgestattet. Selbstzweifel sind erlaubt, Niederlagen sind nicht ausgeschlossen, Blusen können verknittert sein, die Knödel dürfen zerfallen – irgendwie schaffen Sie es trotzdem. Das sollte Ihnen zu denken geben! Sie müssen keine Powerfrau werden, Sie sind bereits gut. Alles was fehlt ist, dass Sie es endlich einsehen!

Väter an der Waschmaschine harmonisieren den Hormonspiegel

Lassen Sie es also nicht zu, dass der Alltag Sie krank macht. Das ist leichter geschrieben als getan. Trotzdem: Schaffen Sie Inseln der Ruhe. Organisieren Sie Unterstützung, auch Väter können die Waschmaschine ausräumen, Kinder ins Bett bringen, kochen, einkaufen – auch das normalisiert Ihren Hormonspiegel. Schließen Sie sich mit anderen Eltern zusammen, betreuen Sie die Kinder am Wochenende, nach Kindergarten und Schule abwechselnd, inklusive Essen, dann müssen Sie nicht täglich kochen – und kaufen Sie den Kuchen für die Schulfeier!

Bloß keine Romanheldin sein!

Sie müssen nicht perfekt sein! Nicht jede Unterhose muss gebügelt werden. Einige Staubflusen in der Ecke machen nicht krank. Auch klein geschnittenes, tiefgekühltes Gemüse enthält viele Vitamine!

Wechseljahre – nicht das Ende der Weiblichkeit

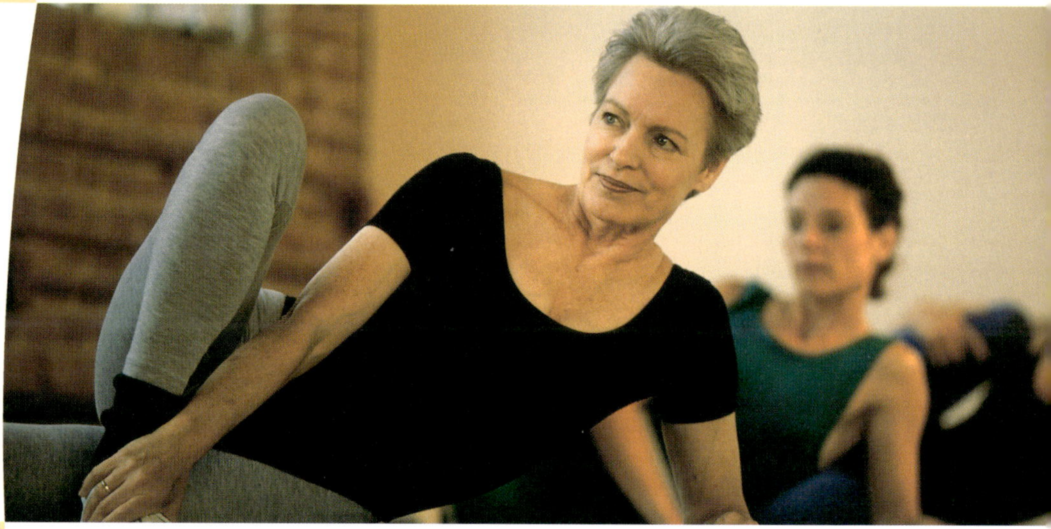

Die Hormonumstellung in den Wechseljahren bedeutet nicht den Verlust der Weiblichkeit. Frausein ist mehr als die Fähigkeit, Kinder zu gebären. Ein Wechsel hat immer auch positive Seiten, da Neues entstehen kann. Packen Sie es an!

Wechseljahre sind keine Krankheit

Wechseljahre sind eine natürliche Entwicklung des Körpers. Letztlich nicht unliebsam, wer will schon mit 55 Jahren nochmals Mutter werden? Schon mit vierzig beginnt unbemerkt der hormonelle Umstellungsprozess. Langsam werden die monatlichen Blutungen unregelmäßig, bis sie zum Schluss ganz ausbleiben. Dieser Prozess kann Mitte vierzig, aber auch Mitte fünfzig beginnen. Nach dem Ausbleiben der Monatsblutungen stellt sich nicht automatisch bei allen Frauen Östrogenmangel ein. Dieses wichtige Sexualhormon, welches für körperliches und seelisches Wohlbefinden notwendig ist, wird auch postmenopausal gebildet. Denn die Eierstöcke produzieren weiterhin Hormonvorstufen. Diese werden in der Nebenniere und im Fettgewebe in Östrogene umgewandelt. Auch im Gehirn wird Östrogen weiter produziert.

Die meisten Frauen haben keine Beschwerden

Nicht jede Frau erfährt die charakteristischen Wechselbeschwerden. Viele bemerken die Hormonumstellung überhaupt nicht und werden vom Ausbleiben der Regel überrascht. 75 Prozent aller Frauen erleben keine oder nur leichte Beschwerden. Nur vier Prozent empfinden die Wechseljahre als stark belastend, und das meist aufgrund ihrer Einstellung, da sie die Wechseljahre als Abschied sehen. Frauen, die im Beruf stehen, ihr Leben selbst gestalten und nicht nur in der Mutterrolle aufgehen, betrachten diesen Abschnitt jedoch als Neuanfang, finden dieses neue Leben sogar lustvoller. Mit gutem Grund, befreien doch die Wechseljahre von den lästigen Nebenerscheinungen der Sexualität – wie kritische Tage und Verhütungsstress.

Ein bisschen Mann steckt in jeder Frau

Männliche Hormone in geringen Mengen, die Androgene, werden in den Eierstöcken produziert. Sie unterstützen die Östrogene, schützen Haut und Knochen, auch im Wechsel.

Persönlichkeit statt Rollenspiele

Die etwas beruhigten Hormonspiegel haben einen Vorteil: Frauen können sich endlich als eigenständige Person wahrnehmen, müssen sich nicht ununterbrochen über ihre Anziehungskraft auf das andere Geschlecht definieren. Ein Mann, wunderbar – aber nicht um jeden Preis! Das stärkt das Selbstbewusstsein, den Erfindungsgeist, erleichtert es, lang gehegte Pläne auch mit unkonventionellen Methoden in die Tat umzusetzen. »Ich für mich« steht an erster Stelle. Die Lust auf die Freuden zu zweit schmälert das nicht im Geringsten. Im Gegenteil, Frauen, die wissen was sie wollen, haben mehr Spaß – nicht nur am Sex.

Mit fünfzig keine Lust auf Sex?

Glauben Sie dieses Ammenmärchen nicht. Ganz im Gegenteil, in diesem Alter ist eine Frau in den besten Jahren – und nicht wenige Frauen haben Lust auf ein kleines Abenteuer.

Frauen sollten sich nicht länger einreden lassen, dass mit den Wechseljahren die Freude am Sex vorbei ist. Mit den absinkenden Hormonspiegeln können zwar Irritationen der Vaginalschleimhaut auftreten. Diese verschwinden jedoch durch lokale Maßnahmen und eine hormonbewusste Ernährung. Die sexuelle Erlebnisfähigkeit ist besser denn je – kein Kindergeschrei stört bei der Liebe am Nachmittag.

Die verschiedenen Abschnitte der Wechseljahre

Je mehr Sie über die körperlichen Vorgänge Bescheid wissen, je vertrauter Sie mit Ihrem Körper sind, umso besser haben Sie die Wechseljahre im Griff. Kombiniert mit einem gesunden Lebensstil kann sich dieser Lebensabschnitt sogar als erstaunlicher Energiekick erweisen. Sie fühlen sich jünger, aktiver und attraktiver, und eventuelle Wechselbeschwerden schleichen sich gar nicht erst ein.

Der Wandel im Hormonhaushalt vollzieht sich in drei Phasen: Der erste Abschnitt wird als Prämenopause bezeichnet: Dies ist der Zeitraum zwischen dem 40. Lebensjahr und dem Beginn der unregelmäßigen Zyklen. Der Hormonspiegel sinkt langsam, nicht mehr in jedem Zyklus kommt es zum Eisprung. Trotzdem ist eine Schwangerschaft möglich. Die Prämenopause verläuft unbemerkt.

Heiße Mode

Wenn gelegentlich Wärmeschauer auftreten, kühlen Kleider aus reiner Baumwolle die Haut von außen. Reine Naturfasern sind für die Haut optimal, atmungsaktiv stellen sie ein natürliches Hautklima her.

Klimakterium und Menopause

Das eigentliche Klimakterium oder die Perimenopause beschreibt die kurze Übergangsphase vom Beginn unregelmäßiger Zyklen bis zwölf Monate nach der letzten Regelblutung. Die Eierstöcke produzieren weniger Östrogen und Progesteron. Die Steuerzentrale möchte diesem Absinken der Hormone entgegenwirken und sendet vermehrt FSH und LH aus. Trotz dieser Aufforderung steigern die Eierstöcke ihre Östrogenproduktion nicht. Im Blut sind diese Zeichen des Klimakteriums messbar. Dieser Zeitraum kann belasten.

Mit Menopause wird das genaue Datum der letzten Blutung bezeichnet, welches in die Phase der Perimenopause fällt. Durch den niedrigeren Östrogen- und Progesteronspiegel baut sich die Schleimhaut in der Gebärmutter nicht mehr auf. Die Monatsblutung,

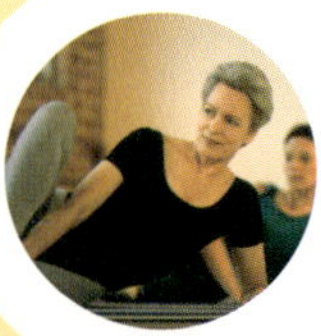

ausgelöst durch die Abstoßung der Schleimhaut, hört auf. Die Postmenopause schließt sich an das Klimakterium an. Der Organismus hat sich an das neue Hormonniveau gewöhnt.

Keine Panik vor Hitzewallungen

Der überwiegende Teil der Frauen bleibt von Wechselbeschwerden verschont oder fühlt sich davon nur wenig belastet. Kurzfristige Beschwerden, ausgelöst durch das Absinken des Hormonspiegels, können das momentane Wohlbefinden beeinflussen. Hitzewallungen, Schweißausbrüche und Stimmungstiefs führen jedoch nicht zu einer langfristigen gesundheitlichen Gefährdung, müssen nicht umgehend mit Medikamenten behandelt werden, sondern können durch den Einsatz von natürlichen Mitteln wieder verschwinden.
Lediglich vier Prozent aller Frauen leiden an starken Beschwerden. Die Symptome werden in drei Gruppen eingeteilt:

- Vegetative Störungen mit Hitzewallungen, Schlafstörungen, Herzrasen
- Psychische Verstimmungen wie Depressionen, Reizbarkeit, Erschöpfung, Ängstlichkeit, Konzentrationsstörungen
- Körperliche Beschwerden wie Harndrang, Trockenheit der Scheide, Gelenks- und Muskelbeschwerden

Aber keine Panik: Keine Frau hat alle Beschwerden gleichzeitig.

Süße Träume

Nicht das Gläschen Kognak ist ein idealer Schlaftrunk, sondern ein entspannender Tee: Je ½ Teelöffel Johanniskraut, Baldrian, Melisse mit ½ Liter kochendem Wasser übergießen, 5 Minuten ziehen lassen. Mit Honig und Zitronensaft vermischen.

Natürlich durch die Wechseljahre

Auch wenn Ihnen die Hormonumstellung schwer zu schaffen macht, müssen Sie nicht gleich Medikamente schlucken. Wechselbeschwerden sind kein lebensbedrohlicher Notfall. Versuchen Sie es erst auf die sanfte Art mit Phytoöstrogenen. Die typischen Symptome wie Hitzewallungen, Schweißausbrüche oder Herzrasen können ohne den Einsatz von massiven Hormonpräparaten behandelt werden. Dazu halten die Phytoöstrogene auch den Schutz vor Osteoporose und Herzkreislauferkrankungen aufrecht.

Aktiv gegen Osteoporose

Den seinen gibt's der Herr im Schlaf

Essen Sie am Abend besonders kalziumreich. Trinken Sie dazu einen Joghurt-Mix. So nutzen Sie den Tag-Nacht-Rhythmus der Knochen. Während Sie schlafen, wird das Kalzium besser in die Knochen eingebaut.

Alle Frauen müssen sich damit auseinander setzen, dass durch den sinkenden Östrogenspiegel der Schutzfaktor für Herz und Knochen abnimmt. Durch die geringere Östrogenproduktion wird eine wesentliche Schutzwirkung für die Knochen geschwächt. Denn Östrogene schützen die Knochen, indem sie die Produktion von Knochen abbauenden Substanzen (Zytokinen) unterdrücken. So können die Knochen aufbauenden Zellen ungestört arbeiten. Bei niedrigen Östrogenwerten fällt diese Zytokinhemmung weg, die Knochen abbauenden Zellen werden angeregt. Dadurch beschleunigt sich der Knochenabbauprozess.

Die Knochen sind im Inneren aus feinen Stützpfeilern aufgebaut. Diese verstärken den Knochen an den kritischen Stellen, wo von außen Druck und Belastung auftreten, ansonsten ist er hohl. Ohne Hohlräume wäre der Knochen zu schwer, wir könnten uns nicht bewegen. Außen hält die Knochen eine kompakte Knochenschicht zusammen. Dort setzen Muskeln und Sehnen an. Bei Osteoporose kommt es zu einer Störung der feinen Mikroarchitektur im Inneren des Knochens. Die Stützelemente werden dünner, poröser, anfälliger für Brüche. Wenn bei Frauen über 50 Jahren Knochenbrüche auftreten, sind in 30 Prozent der Fälle die Stützelemente geschwächt.

Machen Sie sich für Ihre Knochen stark!

Osteoporose verschlechtert die Lebensqualität deutlich. Vom Knochenschwund besonders betroffen ist die Wirbelsäule. Wirbelkörper können plötzlich in sich zusammenbrechen, zu großen Schmerzen führen und die Beweglichkeit einschränken. Dazu enden harmlose Stürze auch mit Brüchen am Oberschenkel oder im Armbereich. Osteoporose kommt jedoch nicht wie ein Blitz aus heiterem Himmel. Es ist ein jahrelanger Prozess, der zum gefürchteten Knochenschwund führt. Sie sollten darum auch in jedem Lebensalter eine gefährliche Abnahme der Knochenmasse verhindern. Ein aktiver Lebensstil, sportliches Training, kalzium- und phytoöstrogenreiche

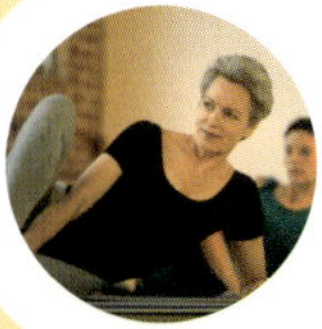

Sojajoghurt

Sie haben richtig gelesen. Es gibt auch Joghurt aus Sojamilch. Der schmeckt angenehm säuerlich. Ist ideal für Müsli und Fruchtdesserts, oder einfach pur mit einem Löffelchen Honig. Sojajoghurt gibt es seit neuestem zu kaufen. Sie können ihn aber auch selbst produzieren. Kaufen Sie Joghurtstarter, der auch für Sojamilch geeignet ist, und bereiten Sie den Joghurt nach Anleitung zu. Nach sieben Stunden ist er fertig. Lassen Sie sich durch die sanft beige Farbe nicht stören. So sieht Sojajoghurt natürlicherweise aus. Essen Sie täglich davon, am besten vermischt mit frischen Früchten.

Der Osteoporose vorbeugen

Frauen, die bereits vor den Wechseljahren hormon- und knochenbewusst leben, haben ein geringeres Risiko für Osteoporose und Herzkreislauferkrankungen.

Ernährung erhalten die Festigkeit der Knochen. Übernehmen Sie die Verantwortung für Ihre Knochen. Je früher Sie mit dem knochengesunden Leben beginnen, desto kleiner ist Ihr Risiko.

Phytoöstrogene für elastische Knochen

In den Wechseljahren stabilisieren die pflanzlichen Hormone aus natürlichen Lebensmitteln (Phytoöstrogene) den Hormonspiegel. Durch eine hormonbewusste Ernährung kommen die Knochen aufbauenden Zellen wieder in Harmonie mit den Knochen abbauenden Zellen. Spürbare Folge, krankhafter Knochenschwund wird verhindert. Selbst wenn Sie an Osteoporose erkrankt sind, lässt sich der Knochen wieder aufbauen und stärken. Im gleichen Maße wie die Knochenmasse wächst, nehmen die Beschwerden ab, Beweglichkeit und Lebensfreude steigen.

Bei einer gesunden Lebensgestaltung sind die Wechseljahre nicht gleichbedeutend mit einem erhöhten Osteoporoserisiko. Auch ohne Hormontherapie auf Rezept kann der sinkende körpereigene Östrogenspiegel ausgeglichen werden. Mit Phytoöstrogenen können Frauen auch nach den Wechseljahren mit starken Knochen aktiv im Leben stehen.

Spaziergang für die Knochen

Die Haut kann mithilfe des Sonnenlichts Vitamin D erzeugen und aktivieren. Gehen Sie darum regelmäßig spazieren. Legen Sie sich so einen Vorrat an Vitamin D an, das zum Kalziumeinbau in starke Knochen notwendig ist.

Das unterschätzte Herz-Risiko

Natürlich runter mit dem Blutdruck!

Regelmäßige körperliche Anstrengung – Sie dürfen dabei ruhig ins Schwitzen kommen – senkt den Blutdruck um 20 mmHg. Für Frauen mit einem grenzwertig erhöhten Blutdruck, wie er sich häufig Mitte vierzig findet, bedeutet das: ohne Medikamente normale Blutdruckwerte erreichen.

Frauen glauben, dass Herzinfarkt oder Bluthochdruck typische Männerkrankheiten sind, halten das Risiko, selbst daran zu erkranken, für eher niedrig. Das kommt nicht von ungefähr. Selbst Ärzte unterliegen dieser Fehleinschätzung. Frauen werden darum weniger häufig und weniger intensiv auf Erkrankungen des Herzens untersucht. Denn es trifft zwar zu, dass Frauen bis 45 Jahre seltener an einer Herzkreislaufkrankheit leiden als Männer, aber ab Mitte vierzig steigt auch das Risiko der Frauen. Jede neunte Frau zwischen 45 und 65 Jahren ist mit einer Herz- oder Gefäßerkrankung konfrontiert. Nach 65 sogar jede dritte Frau. Primär ist die Ursache dafür ein Sinken des Östrogenspiegels. Verstärkt wird das Risiko noch durch Übergewicht, falsche Ernährung und mangelnde Bewegung.

Auch die Frauen selbst tragen zur verzögerten Diagnose und Behandlung von Herzkrankheiten bei. Erste Warnsymptome des Körpers wie Erschöpfung, Enge in der Brust und Atemnot werden oft als Zeichen der Überbelastung zwischen Arbeit und Haushalt abgetan. Frauen schieben Schmerzen einfach zur Seite, sind es gewöhnt, trotz Grippe und Fieber weiterzumachen. Bei den Vorsorgeuntersuchungen sollten deshalb die Messung des Cholesterinspiegels, regelmäßige Blutdruckkontrollen und ein Belastungstest auf dem Fahrrad zum jährlichen Check-up gehören.

Senken Sie den Cholesterinspiegel

Durch die Abnahme der Östrogenwerte in der Menopause steigen die Fettwerte im Blut. Auch bei Frauen, welche bis zu den Wechseljahren mit ihren Fettwerten im Normalbereich lagen, ist ein Anstieg messbar.

Das liegt daran, dass das Östrogen für eine Aufnahme von Fett in die Zellen sorgt. Cholesterin rutscht zusammen mit seinem Transporteur, dem LDL (low density lipoprotein), in die Zelle hinein. Bei einem erniedrigten Hormonspiegel fehlt der entsprechende LDL-Rezeptor an der Zelle. Fett bleibt in der Blutbahn zurück, die Fettwerte im Blut

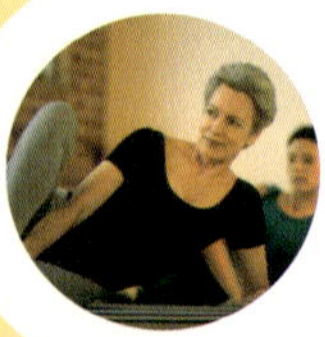

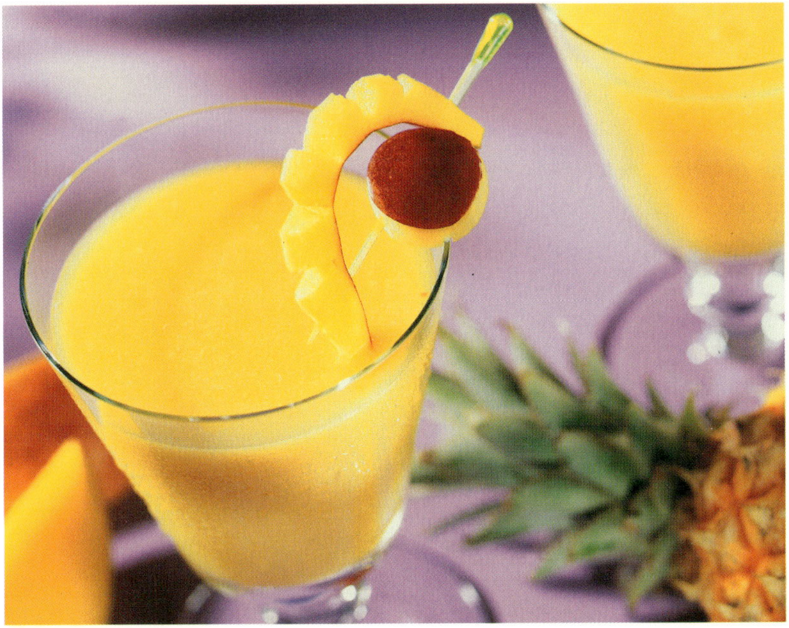

Phytoöstrogene schlückchenweise

Mixgetränke mit Sojamilch sind gut gegen den Durst. Die einfachste Methode: Sojamilch mit kaltem Wasser verdünnen. Fruchtige Shakes mit Sojamilch finden Sie ab Seite 71. Trinken Sie regelmäßig einen halben Liter Sojamilch pro Tag. Ihr Hormonspiegel wird es Ihnen danken.

steigen messbar an, wobei es gleichzeitig zu einer Verarmung von Cholesterin in der Zelle kommt.

Cholesterin ist neben den Triglyzeriden der wichtigste Energielieferant für die Zelle. Blutfette sind der Brennstoff für das Lebensfeuer. Zur Gefahr wird das Cholesterin erst, wenn es im Übermaß in der Blutstrombahn vorhanden ist und die Gefäßverkalkung vorantreibt. Dieser gefürchtete Rückstau an Cholesterin kann jedoch durch Phytoöstrogene abgewendet werden. Wenn Sie mit dem Essen pflanzliche Hormone verspeisen, gelangt wieder mehr Cholesterin aus dem Blut in die Zellen. Durch diesen Energienachschub aktiviert sich der Stoffwechsel, der Cholesterinspiegel sinkt. Sie fühlen sich fit und munter.

Eine ausgewogene Ernährung trägt wesentlich dazu bei, dass Ihr Cholesterinspiegel in den Wechseljahren nicht außer Kontrolle gerät. Eine ausgewogene Ernährung ist fettarm, enthält neben die Blutgefäße schützenden Vitaminen auch Cholesterin bindende Ballaststoffe und Phytoöstrogene.

Beiß gleich in den nächsten Apfel!

Äpfel sind paradiesische Früchtchen. Phytoöstrogene, viel Cholesterin bindende Ballaststoffe, üppig an Vitaminen – Herz, was willst du mehr.

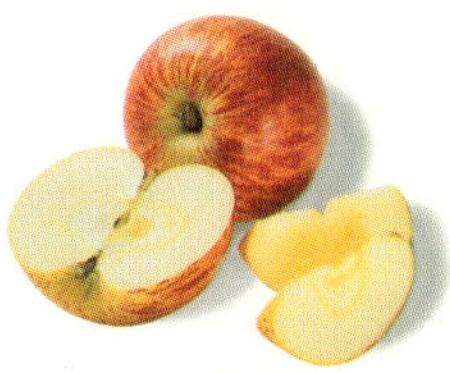

Geistig fit bleiben – das Aktivprogramm für den Kopf

Nicht das Schlimmste befürchten

Vergesslichkeit ist nicht notgedrungen ein Zeichen von Alzheimer. Stress und Überlastung führen zu deutlichen Gedächtnisstörungen und Fehlleistungen. Baut man diese Störfaktoren ab, können Sie wieder klar denken.

Älterwerden muss nicht automatisch ein Nachlassen der Geisteskräfte bedeuten. Verwandeln sich mit den Jahren die Stürme des Lebens in erfrischende Brisen, hat man Muße, längst vernachlässigte Interessen zu verfolgen, Neues zu lernen, eigenen schöpferischen Vorstellungen endlich Form zu geben. Einerseits machen die Erfahrungen gelassener, andererseits ist man nicht mehr gewillt, Störendes hinzunehmen. Ein Aussichtspunkt ist erreicht. Vieles liegt hinter einem, das Interessanteste kann noch kommen. Damit das Leben weiter fließt wie ein munterer Bach, braucht man einen klaren Kopf. Geistige Frische, schnelle Auffassungsgabe, was sich nach luftig leichten Gedanken anhört, hat einen handfesten Hintergrund: die Östrogene. Die Sexualhormone erhöhen die Durchblutung des Gehirns, dadurch steigt die Leistungsfähigkeit. Zusätzlich schützen die Östrogene die Nervenzellen. Können so Parkinson und nach neueren Forschungen auch Alzheimer verhindern.
Sinkt die körpereigene Östrogenproduktion in den Wechseljahren, nimmt auch der Schutz für das Gehirn ab. Jetzt können die Phytoöstrogene genau wie im Knochenstoffwechsel und im Herzkreislaufsystem die Aufgaben der körpereigenen Hormone übernehmen. Wen wundert es da noch, wenn 65-Jährige ein Studium beginnen!

Wieviel ist 12 x 37 ?

Zücken Sie jetzt nicht den Taschenrechner. Benutzen Sie die eigenen Gehirnwindungen. Stimmt, die Lösung heißt: 444. Nicht an jedem Nachlassen der geistigen Fitness sind die fehlenden Östrogene schuld. Jeder bastelt durch seinen Lebensstil kräftig an der Funktionstüchtigkeit des persönlichen Kopfcomputers mit. Mit dem Gehirn ist es wie mit den Muskeln – ohne Training schreitet der Alterungsprozess flott voran. Scheuen Sie die geistige Anstrengung nicht. Was ist Ihr liebstes Urlaubsland? Spanien? Lernen Sie die Sprache.

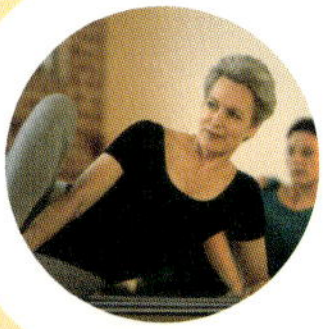

Gehirnfutter und Gehirnjogging

- Für eine optimale Gehirnfunktion brauchen Sie Vitamin B, E, H und Folsäure. Diese sind in besonders hohem Maße enthalten in Blattgemüse, Orangen, Erbsen, Hefe, Vollkorngetreide, Nüssen, Tomaten, Milch, Datteln, Feigen, Avocados, kaltgepresstem Öl.
- Durch Phytoöstrogene erreichen mehr Vitalstoffe die Nervenzellen. Giftstoffe werden von der Nervenzelle fern gehalten. Krankhafte Eiweißablagerungen im Gehirn werden abgebaut, Entzündungen verhindert.
- Körperliche Bewegung fördert die Vernetzung der Gehirnzellen, Informationen fließen schneller, das Auffassungsvermögen steigt.
- Auch das Gedächtnis braucht Training. Belegen Sie einen Computerkurs, rechnen Sie regelmäßig den Einkaufszettel im Kopf nach, merken Sie sich Telefonnummern.
- Dieser Salat macht schlau: Eine reife Avocado und eine Tomate in Schnitze schneiden. Mit einer Marinade aus Zitronensaft, kaltgepresstem Öl, Knoblauch, Salz und Pfeffer vermischen.

Erweitern Sie Ihre Speicherplätze

Nicht nur die Bequemlichkeit, auch gesundheitliche Störungen machen das Denken schwer. Unbehandelter Bluthochdruck und ein erhöhter Cholesterinspiegel führen letztlich zum Abbau von Gehirnzellen. Dieser Verlust kann jedoch wettgemacht werden. Im Gehirn sind viele Bereiche wie bei einer nicht ganz vollen Festplatte ungenutzt und können aktiviert werden. Wie? Durch ein reges Geistesleben, je mehr sich im Kopf abspielt, umso mehr Speicherplätze werden belegt. Darum halten Sie Ihr Gehirn auf Trab:

Merken Sie sich z. B. den Kaloriengehalt der wichtigsten Lebensmittel. Rechnen Sie im Kopf aus, wie hoch der Energiegehalt des Mittagessens ist. Zu üppig? Dann wird die Notbremse gezogen, am Fett gespart. Ein Synergieeffekt, wie er im Buche steht. Sie werden schlau, schlank und gesund.

Glückshormone

Östrogen wirkt direkt auf die Produktion von Serotonin. Dieses Hormon bestimmt unsere Stimmung. Östrogenmangel kann zu Depressionen führen. Essen Sie sich glücklich: ein natürlicher Stimmungsaufheller – eine Erdbeer-Tofucreme.

Hormone ersetzen – vom Fließband oder aus der Natur?

Erst denken, dann schlucken

Kaufen Männer ein Auto, wälzen Sie Zeitschriften, informieren sich bei vielen Händlern. Frauen sollen sich beim Arzt innerhalb von15 Minuten für eine Ersatztherapie entscheiden. Nehmen Sie Ihre Gesundheit mindestens so wichtig wie das neue Auto. Wägen Sie die Vor- und Nachteile dieser Pille genau ab.

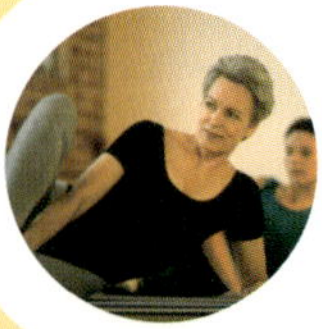

Sobald der Östrogenspiegel in den Wechseljahren sinkt, winken viele Ärzte mit der Pillenschachtel. Auch Frauen, die keinerlei Beschwerden haben, wird eine Hormontherapie nahegelegt. Oft wird unnötig Druck auf die Frauen ausgeübt, diese fühlen sich zu einer Entscheidung gedrängt. Trotz heimlichen Unbehagens greifen doch einige Frauen zu. Steht doch vermeintlich die Attraktivität, die Gesundheit und die Dynamik eines Frauenlebens ohne dieses Wundermittel jetzt auf dem Spiel. Aber es gibt wirkungsvolle Alternativen. Jugendliches Aussehen ist nicht rezeptpflichtig, Wechselbeschwerden verschwinden auch ohne Chemiekeule, und auch langfristigen Gesundheitsrisiken kann man auf natürliche Weise vorbeugen.

Glück auf Rezept?

Oft wird die Hormonersatztherapie auch als Seelentröster verschrieben, gegen Depressionen und Antriebslosigkeit. Die Freude am Leben

Eine Wunderpille gegen alles ?

Stimmungstiefs, Leistungsknick, Unzufriedenheit mit dem Aussehen – nichts Neues im Leben einer Frau. Kennen wir schon – aus der Pubertät, den wilden Zwanzigern, den flotten Dreißigern. Trotzdem: mit fünfzig ist alles anders. Jetzt scheint es für Frauen eine Wunderpille zu geben, die alle Probleme löst: die Hormonersatztherapie. Schluck und weg!

Die Gründe, warum Frauen diese Therapie wollen und Ärzte sie verschreiben, sind oft sehr verschieden. Frauen erhoffen sich den Jungbrunnen in Pillenform, die Instant-Lösung anstehender Probleme. Ärzte wollen gegen langfristige Gesundheitsrisiken vorbeugen und typische Wechselbeschwerden behandeln.

soll wieder geweckt werden, neben der körperlichen auch die seelische Wiederauferstehung stattfinden. Überlegen Sie jedoch, ob der Grund für Ihre Stimmungstiefs wirklich die veränderten Hormonspiegel sind oder ob diese auf konkrete Lebenssituationen zurückzuführen sind: Unzufriedenheit im Privatleben, Frustration im Beruf. Bedrückende Lebensumstände werden manchmal jahrelang schweigsam erduldet, unverändert mitgeschleppt.

In den Wechseljahren, wenn Frauen eine Bilanz ihres bisherigen Lebens ziehen, werden sie sich plötzlich ihrer Situation bewusst, sehen sich in einem ausweglosen Netz von Verpflichtungen und Sachzwängen gefangen. Gleichzeitig hat das Selbstbewusstsein gelitten, jahrelang wurde eine unangenehme Situation ausgehalten, wurden die eigenen Bedürfnisse zurückgesteckt – man hat keine Freude mehr und keine Perspektiven. Schluckt man als Instant-Lösung jetzt die Hormonpille, hellt sich die Stimmung zwar vorübergehend auf. Grundsätzlich ändert sich jedoch nichts an den depressiv machenden Lebensumständen.

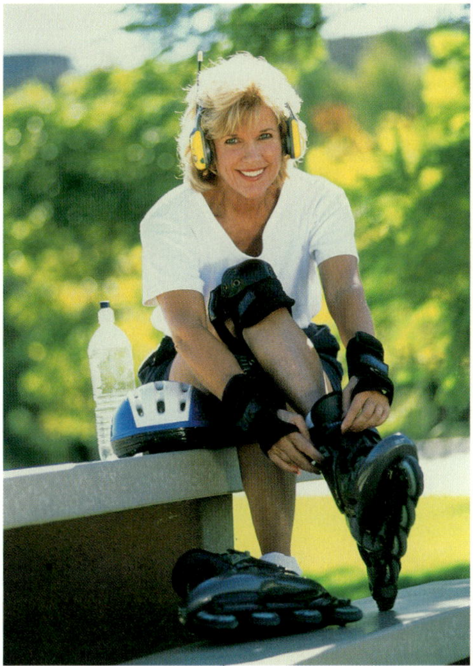

Sport treiben ist ein wichtiger Pfeiler in der natürlichen Hormontherapie, die ohne Chemie auskommt.

Bewegen statt ertragen

Begeben Sie sich auf den Weg der kleinen Schritte. Schauen Sie nicht zurück, bekümmert über das Versäumte, sondern gestalten Sie aktiv Ihre Zukunft.

Wenn Sie Ihre brachliegenden Kräfte aktivieren, können Sie plötzlich neue, ungeahnte Chancen nutzen. Werden Sie sich bewusst, was Sie wirklich wollen. Setzen Sie anderen gegenüber klare Grenzen. Ein Nein aus ihrem Mund wird die Umgebung zwar zuerst verblüffen, aber langfristig gewinnen Sie mehr Respekt – von anderen, aber auch von sich selbst. Sie werden sehen: Sie fühlen sich besser, gewinnen neue Perspektiven.

Sprechen Sie darüber

Sie sind nicht allein. Sprechen Sie mit anderen Frauen über die Wechseljahre. Ein Erfahrungsaustausch kann neue Perspektiven eröffnen.

Bewegung gegen Herzrasen

Regelmäßige Bewegung trainiert nicht nur die Muskeln , sondern auch Gefäße und Herz. Zu hoher Blutdruck, Herzrasen bei Anstrengung, Luftschnappen nach einer Treppe – Sie können es weg-joggen, weg-radeln, wegschwimmen.

Hormonersatztherapie als Zwischenlösung

Gehören Sie jedoch zu dem kleinen Prozentsatz der Frauen, die sich durch die Hormonumstellung stark beeinträchtigt fühlen, können Sie natürlich die Möglichkeiten einer kurzfristigen Hormonersatztherapie mit Ihrem Gynäkologen besprechen. Sie schlafen keine Nacht durch, müssen mehrmals das durchgeschwitzte Nachthemd wechseln. Sie platzen vor Gereiztheit, sind vollkommen erschöpft, Ihr Herz spielt verrückt. Ständig befürchten Sie einen Herzinfarkt. Unerträgliche Gelenkschmerzen machen jede Bewegung zur Qual.
In dieser scheinbar ausweglosen Situation kann eine maßgeschneiderte Hormontherapie helfen. Sie können sich erholen, haben die Chance, endlich Lösungen für unbefriedigende Situationen sowohl im Privaten als auch im Beruf zu finden. Mit neuem Mut können Sie jetzt aktiv Ihren Lebensstil ändern. Sie ernähren sich gesund, betreiben Sport, gewinnen Energie. Ihr gestärktes Ich kann » Ja« zum Leben sagen, auch ohne Hormonersatztherapie.

Hormonersatztherapie über Jahrzehnte?

Eines muss klar sein: Die kurzfristige Einnahme von Hormonen über zwei oder drei Jahre hat weder einen schützenden Effekt auf die

Die Hormonpille ist kein rosa Bonbon

Die Hormonersatztherapie ist ein Medikament mit Wirkung und Nebenwirkung. Die Entscheidung dafür sollte gut überlegt sein. Wechselbeschwerden sind keine lebensbedrohliche Krankheit. Wechselbeschwerden müssen nicht jetzt, sofort und gleich behandelt werden. Wägen Sie die Vor- und Nachteile in Ruhe gegeneinander ab. Vielleicht wollen Sie vor dem Beginn einer medikamentösen Therapie den natürlichen Weg beschreiten mit hormonbewusster Ernährung und Muskeltraining. Wagen Sie den Versuch. Die Hormonersatztherapie läuft Ihnen nicht davon. Der Apotheker wird Ihnen auch noch in sechs Wochen gern diese Medikamente verkaufen.

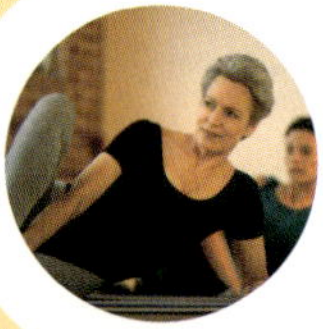

Knochen, noch beugt sie Herzkreislauferkrankungen vor. Ganz im Gegenteil: Studien haben bewiesen, dass bei nur kurzer Einnahme die Belastung für das Herzkreislaufsystem steigt. Das Thromboserisiko erhöht sich z. B. um das Zwei- bis Dreifache. Besonders Frauen, die rauchen oder bereits Probleme mit dem Herzen haben, sollten natürliche Alternativen zu einer kurzfristigen Einnahme von Hormonen erwägen.

Wird eine Hormonersatztherapie zur Senkung des Osteoporoserisikos verordnet, dann bedeutet das jahrzehntelange Medikamenteneinnahme. Denn die meisten Brüche treten nach dem 65. Lebensjahr auf, und der Knochen schützende Effekt endet bereits drei Monate nach der letzten Hormonpille. Viele Frauen brechen aber nach drei bis fünf Jahren die Hormonersatztherapie ab. Sie sind pillenmüde. Hauptgrund für das Absetzen ist die Krebsangst. Nicht ganz unbegründet. Das Brustkrebsrisiko steigt pro Jahr mit einer klassischen Hormonersatztherapie um 2,3 Prozent. Hochgerechnet sind das in zehn Jahren fast ein Viertel mehr Brustkrebserkrankungen. Nach Beendigung der Therapie dauert es weitere fünf Jahre, bis das erhöhte Risiko verschwunden ist.

Schriftliche Einwilligung

Einige Ärzte lassen sich von Patientinnen unterschreiben, dass sie über Vorteile und Risiken einer Ersatztherapie aufgeklärt wurden, bewusst ein erhöhtes Brustkrebsrisiko bei langfristiger Einnahme in Kauf nehmen.

Das kann der Arzt verordnen

Wurde eine Osteoporose festgestellt oder kam es bereits zu Brüchen, ist eine Hormonersatztherapie mit ihrem raschen, Knochen aufbauenden Effekt durchaus sinnvoll. Die Behandlung der Osteoporose muss aber in jedem Fall auf mehreren Pfeilern ruhen: ausreichende Kalziumaufnahme, Vitamin D, Medikamente, die den Knochenabbau stoppen (Bisphosphonate) und nicht zuletzt körperliche Bewegung, welche die Muskulatur stärkt.

Und sollte bei Ihnen schließlich eine Hormonersatztherapie unumgänglich sein, kann durch den Einsatz von modernen Medikamenten, den so genannten SERMs, der schützende Effekt der Östrogene ausgenützt, der schädigende vermieden werden. SERMs wirken nur am Knochen- und Herzkreislaufsystem, jedoch weder am Brustgewebe noch an der Gebärmutter.

Natürlich ausgleichen – selbst ist die Frau!

Seele – die mit den Hormonen tanzt

Zwischen Psyche und Hormonhaushalt besteht eine enge Verbindung, wie bei einem Paar, das sich im Tanz dreht. Bestimmen Sie, ob es sich um einen fröhlichen Rumba oder um einen öden Trauermarsch handelt.

Lassen Sie sich von den Wechseljahren nicht einschüchtern. Sie müssen nicht automatisch zur Dauerpatientin werden, wenn Sie über fünfzig sind. Nehmen Sie die Wechseljahre selbst in die Hand. Sie sind alt genug dazu. Nutzen Sie die Möglichkeiten der Natur. Phytoöstrogene, pflanzliche Hormone wachsen im Überfluss, beseitigen Wechselbeschwerden und sind darüber hinaus auch preiswert zu haben. Treiben Sie Sport, beginnen Sie ein Aufbautraining, lernen Sie einfache, aber wirkungsvolle Entspannungstechniken. Schieben Sie Ihre Wünsche nicht länger beiseite. Gestehen Sie sich zu, dass Ihr Leben sich positiv verändern kann. Vielleicht ist es an der Zeit, neue Lebensinhalte, die genau auf Ihre Bedürfnisse zugeschnitten sind, zu gestalten.

Damit nutzen Sie auch die vitale Achse von der Seele zu den Hormonen. Die Verbindung Hormone – Seele ist keine Einbahnstraße. In beiden Richtungen findet der Austausch statt. Bewusst wird uns diese enge Beziehung meist nur im Störfall, wenn Hormonschwankungen die Seele aus dem Gleichgewicht bringen, Überbelastung oder anhaltende Traurigkeit schließlich zusätzliches Chaos im Hormonsystem auslösen. Die Anpassung an das neue Hormonniveau in den Wechseljahren gelingt leichter, wenn Sie mit Ihrem Leben zufrieden sind und stressbedingte hormonelle Störfaktoren ausgeschaltet werden. Bewusster Stressabbau lässt sich lernen – das Glücklichsein auch.

Stress lass nach – mit Autogenem Training und Joggen

Autogenes Training ist ein effektives Werkzeug zur Entspannung. Mit dieser einfachen Technik fühlen Sie sich bereits nach kurzer Zeit gelöst und ruhig. Machen Sie daraus eine Gewohnheit, bauen Sie regelmäßige Entspannungsphasen in Ihren Alltag ein. Sie harmonisieren damit Ihren Hormonhaushalt. Wenn Ihnen das jedoch zu lang-

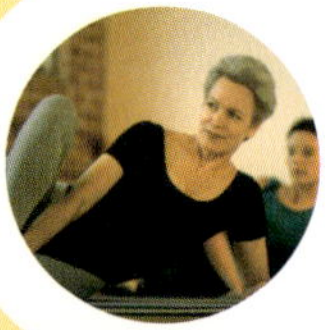

Glück ist kein Zufall

Wer sich ständig einredet »Ich schaff das nie«, erstickt jeden Fortschritt bereits im Keim. Auch die Erinnerung an bedauernswerte Versäumnisse: »Wenn ich damals hätte, dann wäre heute…« steigert nicht die Lebensfreude. Die Zufriedenheit, ein wesentlicher Bestandteil des Glücks, ist erfahrungsgemäß am größten, wenn es gelingt, eigene Vorstellungen zu verwirklichen. Selbst wenn der Weg dorthin manchmal schwierig ist.

weilig ist und Sie mehr Lust auf Action haben, dann laufen Sie sich lustig! Wer sich bewegt, rennt auch dem Stress davon. Der Körper bildet vermehrt Glückshormone. Sie werden locker, zufrieden, die körperliche Fitness steigt.

Sie sind noch nie gelaufen? Keine Angst, Joggen bedeutet nicht losdonnern wie ein Rennpferd. Finden Sie Ihren eigenen Rhythmus. Sie müssen keinen neuen Rekord aufstellen, vollkommen außer Atem durch die Landschaft keuchen. Angenehm angestrengt ja, aber niemals erschöpft.

Fangen Sie langsam an und steigern Sie sich mit der Zeit. Selbst das Gehirn wird durch Joggen angeregt. Sie traben durch die grüne Wiese, plötzlich macht es klick – wie aus heiterem Himmel haben Sie die Lösung für ein ärgerliches Problem gefunden oder endlich die zündende Idee, wie Sie Ihre Pläne in die Tat umsetzen können. Das Joggen wirkt auch noch, wenn Sie schon längst wieder zu Hause sind. Sie fühlen sich gut gelaunt, frisch und leistungsfähig.

Joggen in der Gruppe

Informieren Sie sich, ob es in der Nähe einen Sportverein mit einer Langsamlaufgruppe gibt. Das könnte ein guter Einstieg ins Joggen sein, und Sie lernen neue Menschen kennen.

Damengymnastik adieu! – Muskeln machen Hormone

Muskeltraining löst eine wahre Flut von Hormonwirkungen aus: Schlanke Figur, dynamische Ausstrahlung und strotzende Gesundheit. Das trainierte Herz schlägt den Herzinfarkt und bändigt den Blutdruck. Aggressive Östrogene werden abgefangen, das Brustkrebsrisiko sinkt. Das Immunsystem läuft auf Hochtouren. Nicht

Gehen Sie mal wieder tanzen! Zu flotter Musik macht Bewegung besonders Spaß!

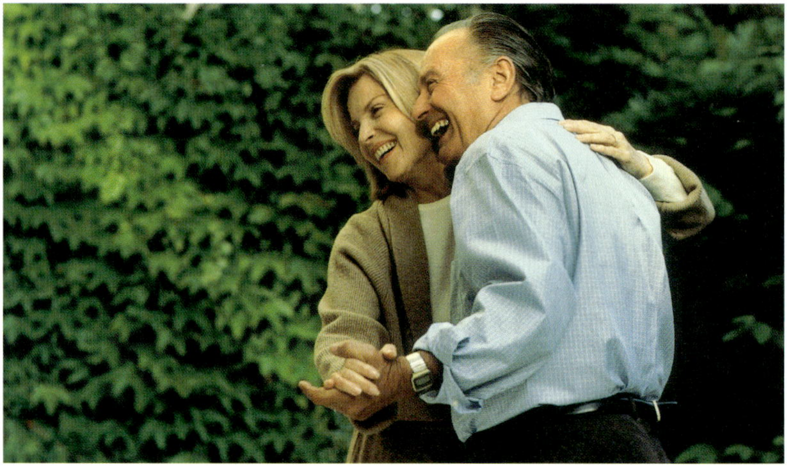

jedes Niesen endet in einer Grippe. Auch die Knochen sagen danke, gezielte Bewegung baut die Stützpfeiler im Knochen auf. Eine erhöhte Durchblutung verhindert Gelenk- und Muskelbeschwerden. Eine aktivierte Beckenbodenmuskulatur lässt Harnprobleme nicht zu, dazu steigert sich das sexuelle Erleben.
Nur Kraftaufwand löst eine gesteigerte Hormonproduktion aus. Lockeres Armkreisen, sanfte Streckübungen, zu aufmunternder Musik durch den Turnsaal hopsen, das verbessert zwar das Wohlbefinden, erhöht die Gelenkigkeit und steigert die Durchblutung. Den entscheidenden Hormonkick mit seinem deutlich verjüngenden Effekt versetzt die klassische Damengymnastik kaum. Krafttraining heißt das Wunderwort. Vielen Frauen graust es immer noch bei der Vorstellung, sich diesen männlichen Aktivitäten hinzugeben, Hanteln schwingend und Gewichte hebend in der Kraftkammer zu schwitzen. Vor allem die Folgen – wer hat schon Sehnsucht nach (eigenen) Muskelpaketen à la Schwarzenegger. Doch keine Angst: Gezieltes Muskelaufbautraining strafft die Muskeln, und das sieht gut aus.

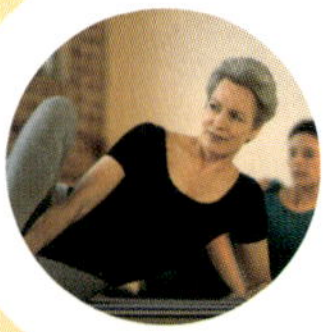

Fitness-Center – ein Besuch mit Doppeleffekt

Wagen Sie einen Ausflug ins Fitness-Center und lassen Sie sich von einem erfahrenen Trainer Ihr persönliches Kraftprogramm zusammenstellen. Sie können aber auch zu Hause mit leichten Hanteln oder einem elastischen Gymnastikband Ihre Muskeln auf Vorderfrau bringen. Apropos Muskelpakete – mit dreimal 30 Minuten Krafttraining die Woche werden die Muskeln zwar attraktiv gestrafft, aber niemals unweiblich verformt. Ein Fitness-Center kann nicht nur Ihre Muskeln, sondern auch Ihre sozialen Beziehungen in Bewegung bringen. Es ist ein angenehmer Ort, um locker und unverbindlich neue Kontakte zu knüpfen. Ein Gespräch über den Übungsablauf ergibt sich da wie von selbst. Und entgegen allen Vorurteilen tummeln sich im Fitness-Center nicht ausschließlich Zwanzigjährige, sondern Menschen aller Altersstufen. Übrigens – nichts gegen Zwanzigjährige!

Falten verschwinden

Phytoöstrogene sind ein wahres Schönheitselexier. Die Fähigkeit der Haut, Flüssigkeit einzulagern, steigert sich. Die Haut bleibt geschmeidig, Fältchen glätten sich von innen.

Phytoöstrogene, die besseren Hormone

Die erfreulichste Nachricht kommt zum Schluss und führt zu einer völlig neuen Sicht der Wechseljahre: Im Idealfall leben Menschen im harmonischen Gleichgewicht mit der Natur, empfinden sich als Teil eines Ganzen, in dem sie alles finden, was sie brauchen. Überträgt man dieses Bild auf Frauen, so bedeuten die abnehmenden Hormonspiegel in den Wechseljahren keine Schwächung. Im Gegenteil. Es ist bestens vorgesorgt. Einerseits sinkt die Produktion der aggressiven, körpereigenen Östrogene, damit auch das Brustkrebsrisiko, andererseits bietet die Natur allen Frauen schützende Hormone, um den körpereigenen Östrogenspiegel auszugleichen. So bleibt der Schutz für Herz und Knochen erhalten.

Gleichzeitig verabschieden sich die typischen Wechselbeschwerden, Hitzewallungen und Schlafstörungen verschwinden. Irritationen der Schleimhaut klingen ab. Stimmungsschwankungen, Gereiztheit und Mutlosigkeit nehmen deutlich ab. Sie schlafen ruhig, merken wie die Konzentrationsfähigkeit steigt, die Lebensgeister erwachen neu. Neben einem Entspannungs- und Körpertraining befreien besonders die Phytoöstrogene gerade Frauen in den Wechseljahren aus ihrer passiven Rolle. Sie sind ein wirksames Mittel, damit Sie die besten Jahre in vollen Zügen genießen können.

Phytoöstrogene wirken – und wie!

Das beweisen Studien über japanische Frauen. Hitzewallungen und Schlafstörungen, typische Wechselbeschwerden, sind in Japan unbekannt. Grund dafür: Japanerinnen essen reichlich Sojaprodukte.

Jung bleiben
mit Bewegung

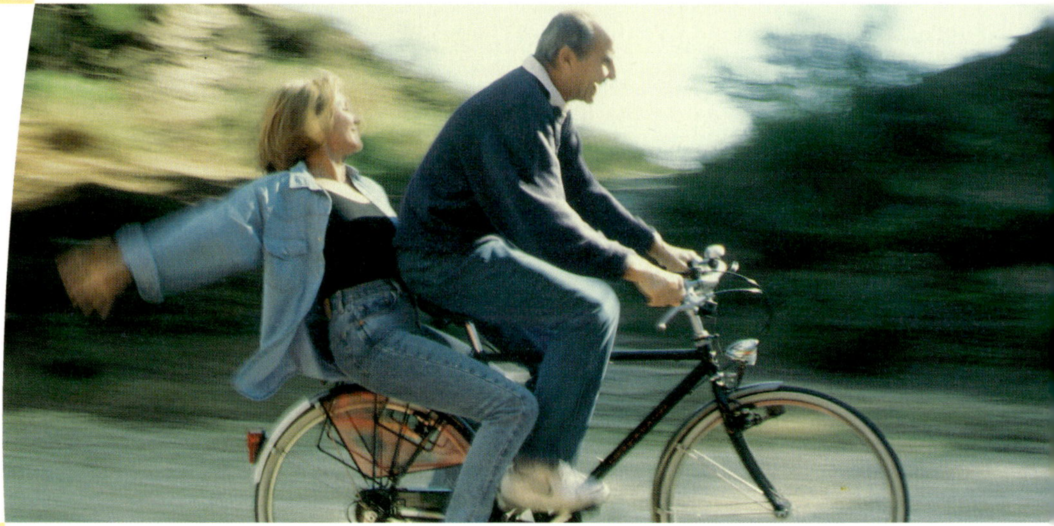

Untersuchungen haben gezeigt: Wer regelmäßig trainiert, dreht seine Lebensuhr um 20 Jahre zurück. Also – raus aus den Pumps und rein in die Turnschuhe!

Die biologische Uhr zurückdrehen

Wer schlapp im Sessel sitzt, wird früher alt. Haben Sie schon einmal ein Bein nach vier Wochen im Gipsverband gesehen – ganz dünn und unbeweglich. Ein ähnlicher Prozess läuft ab, wenn man längere Zeit überwiegend sitzend arbeitet und nebenher keinen Ausgleichssport betreibt. Machen Sie es lieber anders. Denken Sie an das Gipsbein. Nach zwei Monaten sind die Muskeln wieder dran. Nutzen Sie diesen Mechanismus des Körpers zu Ihrem Vorteil, besonders in den Wechseljahren.

Übertreiben Sie aber nichts. Sie müssen nicht von 0 auf 100 durchstarten. Eine Gewaltkur wird Ihnen sofort die Lust an der Bewegung verderben. Gehen Sie die Sache langsam an. Überanstrengen Sie sich nicht. So fördern Sie zuerst Ihre Ausdauer. Auf die sanfte Tour senken Sie auch das Verletzungsrisiko.

Nach den Übungen sollten Sie sich angenehm angestrengt, jedoch nicht erschöpft fühlen. Grundsätzlich sollten Sie sich vor Trainingsbeginn von Ihrem Arzt auf Herz und Kreislauf untersuchen lassen. Besprechen Sie mit ihm nach dem Check-up das geplante Trainingsprogramm.

Mit den Laufschuhen unterwegs

Ein Bewegungsprogramm wird durch Ausdauertraining ergänzt. Wandern, Walken, Rad fahren, Joggen. In der Natur macht Bewegung besonders viel Spaß. Tanken Sie Sauerstoff und Licht.

Ein Gymnastikband muss her!

Ein elastisches Gymnastikband erhöht die Wirkung der Übungen auf Muskeln und Knochen. Durch den gleichmäßigen Widerstand müssen Sie mehr Kraft aufwenden, die Bewegungen werden gleichmäßiger und schonen die Gelenke.

Zusätzlicher Vorteil: Sie können die Stärke des Gummibandes Ihrem Trainingsfortschritt anpassen. Schon mit einigen Übungen werden alle Muskelgruppen trainiert. Praktisch: Das Gymnastikband lässt sich Platz sparend verstauen, und Sie können es auch auf Reisen mitnehmen. Kaufen Sie dieses praktische »Sportgerät« im Sportgeschäft. Die Investition lohnt sich.

Frühjahrskur für den Darm

Bewegung wirkt doppelt. Durch die angeregte Darmfunktion werden Giftstoffe entsorgt. Über die regenerierte Darmschleimhaut können Vitalstoffe besser aufgenommen werden.

Drei Schritte zum Erfolg

- Kurzes Aufwärmen zur Muskellockerung. Vor den Übungen fünf Minuten tanzen, Schulterkreisen, Schwimmbewegungen machen, auf der Stelle laufen, Arme in die Luft heben, zur Decke strecken, fallen lassen.
- Krafttraining zur Stärkung der Muskulatur.
- Kurzes Dehnprogramm zur Regeneration der Muskulatur.

Spezielle Übungen für die Problemzonen

Der Erfolg lässt nicht lange auf sich warten, wenn Sie die folgenden Übungen mit einem schlanken Fitness-Essen kombinieren. Als Belohnung winkt zum nächsten Monatsbeginn ein neues Kleid – eine Größe kleiner. Essen Sie fünfmal am Tag eine kleine Portion frisches Obst oder Gemüse. Diese natürliche Frischkost ist vitalstoffreich und kalorienarm. Besonders Äpfel sind prima, sie enthalten besonders viele Lignane, wertvolle Phytoöstrogene. Machen Sie den Salat zum täglichen Hauptgericht, besonders empfehlenswert wird er mit einem leichten Tofu-Dressing.
Machen Sie von jeder Übung zwei Durchgänge mit je 15–20 Wiederholungen.

Die Hanteln vom Sohn

Wenn Sie schon gut in Form sind, können Sie die Übungen auch mit leichten Hanteln durchführen. Vielleicht gibt es so etwas schon in der Familie – suchen Sie im Zimmer der Kinder.

Übung 1: Stärkt den Rücken, Sie bewahren Haltung

Mit ausgestreckten Beinen sitzen. Beine leicht angewinkelt. Enden des Gymnastikbandes mit den Händen festhalten. Füße in die Schlinge des Gymnastikbandes geben. Arme nahe am Körper nach hinten ziehen, bis die Ellenbogen hinter dem Körper sind und die Schulterblätter leicht zusammengepresst werden. Dabei ausatmen. Bei der Armbewegung nach vorne einatmen.
Vorsicht: Die Handgelenke dürfen bei dieser Übung nicht abknicken, sondern werden gerade gehalten.

Richtig atmen

Die Bewegungsausführung wird durch die richtige Atmung unterstützt. Atmen Sie deshalb bei der Kraftanstrengung aus, in Entspannungsphasen ein. Keine Panik, wenn bei den ersten Trainingseinheiten die Atmung und die Bewegungsausführung noch nicht konform sind. Auch das ist ein Lernprozess.

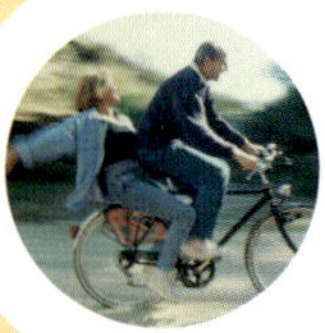

Übung 2: Lockert den Rücken, löst Verspannungen

Mit ausgestreckten Beinen auf den Boden setzen, Beine leicht angewinkelt. Die Enden des Gymnastikbandes mit beiden Händen festhalten. Füße in die Schlinge geben. Band anspannen. Ellenbogen auf Schulterhöhe so weit zurückführen (Schulter, Oberarm und Ellenbogen sind auf einer Höhe), dass die Schulterblätter leicht zusammengezogen sind.

Stellen Sie sich vor, Sie zwicken ein Blatt Papier zwischen den Schulterblättern ein. Beim Vorstrecken der Arme ausatmen. Die Spannung kurz halten. Während der gesamten Übung den Rücken gerade halten. Handgelenke gerade halten.

Langsame Steigerung

Durch den Trainingseffekt können Sie nach einiger Zeit die Belastung auf drei Durchgänge steigern. Oder mit einem stärkeren Band üben.

Übung 3: Strafft Rücken, Busen und Oberarme

Aufrecht stehen, Knie leicht gebeugt. Gesäß fest anspannen, dadurch halten Sie den Rücken gerade. Die Enden des Gymnastikbandes mit den Händen festhalten. Füße auf die Mitte des Bandes stellen. Die Finger der geschlossenen Faust schauen nach oben. Die Ellenbogen sind gebeugt. Arme nach oben führen, bis Schulter, Oberarm und Ellenbogen eine Linie bilden. Der Arm bleibt dabei ruhig, die Bewegung findet nur im Schultergelenk statt. Dabei ausatmen.

Übung 4: Mehr Freude an den Jeans durch knackigen Po

In den Vierfüßlerstand gehen. Auf Arme und Knie stützen. Handflächen liegen dabei unter der Schulter auf dem Boden, die Knie unter dem Becken. Bauch ist angespannt, Becken gerade. Gewicht auf das rechte Bein verlagern. Linkes Bein gerade zurückstrecken, sodass Rücken und Bein eine Linie bilden. Gesäß fest anspannen, Zehenspitzen in Richtung des Schienbeins ziehen. Rechten Arm nach vorne strecken, Daumen zeigt nach oben.

Der Blick ist während der gesamten Übungsausführung zum Boden gerichtet. Hals- und Rückenwirbelsäule bilden eine Linie. Spannung kurze Zeit halten. Dann rechten Ellenbogen und linkes Knie unter dem Körper zusammenführen. Während der gesamten Übung regelmäßig atmen. Mit dem anderen Bein wiederholen.

Gelenke schonen

Marschieren Sie im brusthohen Wasser kraftvoll von einer Beckenwand zur anderen. Der Wasserwiderstand erhöht die Arbeit der Muskeln. Der Auftrieb des Wassers schont die Gelenke.

Übung 5: Für Hexen – Kniebeugen mit dem Besen

Für diese Übung brauchen Sie einen Stuhl und eine Besenstange. Stuhl mit dem Rücken zur Wand stellen. Beine stehen hüftbreit auseinander, Zehenspitzen zeigen nach vorn. Mit dem Rücken zum Stuhl stellen (ca. 20 cm entfernt). Besenstange mit ausgebreiteten Armen vor den Körper halten. Arme über den Kopf heben, Besenstange hinter dem Kopf auf die Schulter ablegen. Stellen Sie sich vor, Sie setzen sich auf den Stuhl: Po so weit wie möglich zurückschieben, Rücken gerade halten, Oberkörper kippt leicht nach vorne.

Achtung! Die Knie sind immer hinter den Zehenspitzen. Knie so weit beugen, bis Sie fast sitzen (aber nicht hinsetzen), dabei einatmen. Langsam wieder in die Ausgangsposition zurückgehen. Beim Aufrichten ausatmen. Im Stand die Knie nicht ganz durchstrecken und den Gesäßmuskel anspannen. Wenn Sie gut trainiert sind, können Sie diese Übung auch mit dem Gymnastikband ausführen. Die Enden des Gymnastikbandes um die Besenstange wickeln, mit beiden Händen festhalten. Die Füße hüftbreit auf die Schlinge stellen. Die gleiche Übungsausführung wie oben.

Der große Durst

Trinken Sie beim und nach dem Training reichlich. Am besten werden die verlorenen Mineralstoffe mit einer spritzigen Mischung aus naturreinem Apfelsaft und Mineralwasser ersetzt.

Die letzten Kavaliere sind im Fitness-Center

Trainieren Sie nicht nur zu Hause. Begeben Sie sich zur Abwechslung in ein Fitness-Center, Sie werden eine neue Welt entdecken und sich gut dabei amüsieren. Wimmelt es doch dort von hilfreichen Herren in jedem Alter. Zeigt eine Frau angesichts der Betätigung eines Fitness-Gerätes eine kleine Unsicherheit, kann sie mit sofortiger Unterstützung rechnen. Bereitwillig wird ihr der richtige Bewegungsablauf demonstriert, Sitzhöhen werden verstellt, Gewichte neu reguliert. In dieser Umgebung, wo es um die reine Kraft geht und diese jedem sichtbar demonstriert werden kann, fühlen sich die Männer noch als Herren der Schöpfung. In dem überlegenen Bewusstsein, dass wir niemals so viele Kilos stemmen können wie sie, schäumen sie über vor Charme – entzückend!

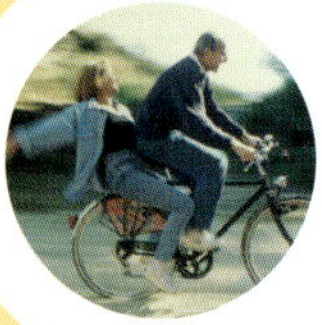

Übung 6: Das macht die Beine schlank

Stellen Sie sich hinter einen Stuhl mit hoher Lehne. Das Gymnastikband zu einer Schlinge zusammenbinden oder mit dem dafür vorgesehenen Clip zusammenklipsen. Schlinge um die Knöchel legen. An der Lehne festhalten, Oberkörper leicht nach vorne beugen. Der Rücken ist dabei gerade, die Arme locker, die Ellenbogen gebeugt. Bauchmuskulatur anspannen. Knie leicht anwinkeln. Gesäßmuskulatur anspannen. Die Zehenspitzen des rechten Fußes in Richtung Schienbein ziehen. Rechtes Bein seitlich heben. Wichtig: Das Becken bleibt gerade, wird nicht verdreht. Hüfte nicht nach oben ziehen. Während des Übungsablaufs den Fuß nicht auf den Boden stellen. Wenn Sie sich sicher fühlen, können Sie die Übung auch ohne Festhalten am Stuhl durchführen.

Übung 7: Bleiben Sie im Gleichgewicht

Aufrecht vor einer Wand stehen. Mit den Händen leicht abstützen. Auf die Zehenspitzen stellen. Bis drei zählen. Ferse wieder auf den Boden stellen. Wenn Sie sich sicher fühlen, die Übung zuerst auf einem Bein, dann ohne Abstützen durchführen.

Übung 8: Strafft den Bauch

Ein kleines Handtuch auf dem Boden ausbreiten. Legen Sie sich rücklings auf das Handtuch. Über Ihrem Kopf soll noch ein 25 cm breiter Handtuchstreifen sein. Bein aufstellen. Becken nach oben kippen, so liegt die Lendenwirbelsäule auf dem Boden. Kontrolle: Die Hand passt nicht mehr zwischen Boden und Becken. Mit beiden Händen die Handtuchzipfel über dem Kopf festhalten. Kopf und Nacken etwas anheben. Der Blick ist dabei zur Decke gerichtet, Nacken bleibt entspannt. Ohne Schwung zu holen, den Oberkörper hochrollen, dabei ausatmen. Die Spannung kurz halten. Oberkörper abrollen.
Achtung: Damit die Muskeln immer angespannt sind, den Oberkörper während der Übungsausführung nie ganz ablegen. Nur so wirkt die Übung richtig. Sobald Ihnen diese Übung leicht fällt, Handtuch weglassen, die verschränkten Hände auf den Hinterkopf legen.

Spieglein an der Wand

Probieren Sie neue Übungen vor dem Spiegel. So können Sie Bewegungsabläufe leichter erlernen und gleichzeitig Kopf- und Rückenhaltung sowie die Atmung kontrollieren.

Dehnen von morgens bis abends

Auch Muskeln neigen zur Verspannung. Bei langer einseitiger Belastung wie Sitzen oder Stehen ziehen sich die überanstrengten Muskelpartien schmerzhaft zusammen. Dasselbe gilt nach einem Training, bei welchem besonders die Kontraktion des Muskels gefördert wurde. Dennoch, das Dehnen der Muskeln entspannt, und zwar nicht nur den Körper. Üben Sie regelmäßig. Am besten dreimal am Tag. Zwischendurch als Verschnaufpause am Schreibtisch. Morgens nach dem Aufwachen, abends vor dem Ausgehen.
Vergessen Sie auch nach dem Training das Dehnen nicht. Wiederholen Sie die Übungen zwei- bis dreimal. Die Muskeln werden gelockert. Sie beugen Fehlhaltungen vor.

Nicht nur Herzen schnitzen

Baumstämme eignen sich für Dehnübungen. Stellen Sie sich in kurzem Abstand vor dem Baum auf. Stützen Sie sich mit den Armen ab, machen Sie Liegestützen im Stehen.

Acht Dehnungsübungen für zwischendurch

1. Gerade stehen. Beide Arme nach oben strecken, einatmen. Arme mit Schwung fallen lassen, ausatmen. 2- bis 3-mal wiederholen.
2. Auf einem Stuhl sitzen. Arme locker neben dem Körper hängen lassen. Ellenbogen anwinkeln. Arme seitlich bis auf Schulterhöhe heben. Von dieser Position aus die Schulterblätter zur Wirbelsäule ziehen, Spannung aufbauen, kurz halten. Spannung lösen, ausatmen. Jetzt umarmen Sie sich selbst. Die Hände liegen auf den Schulterblättern, der obere Rücken ist rund, Fingerspitzen verschränken. 2- bis 3-mal wiederholen. Dehnung 20 Sekunden halten.
3. Auf einem Stuhl sitzen. Arme leicht anwinkeln, bis auf Schulterhöhe zur Seite führen. Handflächen aufstellen, vor der Brust zusammenführen. Für wenige Sekunden die Handflächen zusammendrücken, Spannung aufbauen. Spannung lösen, indem Sie die Arme plötzlich nach vorne schnellen. Dabei ausatmen. Handflächen zur Decke drehen, die ausgestreckten Arme auf Schulterhöhe zurückführen, bis Sie eine angenehme Dehnung in der Brustmuskulatur verspüren. Dehnung etwa 20 Sekunden halten.
4. Auf den Bauch legen. Stirn auf einen Arm legen. Beine ausstrecken. Mit der rechten Hand den rechten Knöchel umfassen.

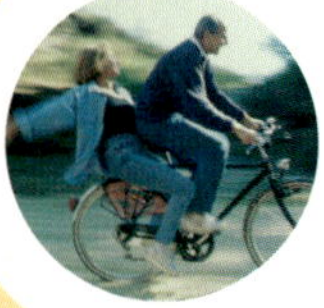

Bein in Richtung Körper ziehen. Knie dabei nicht zur Seite drehen. 20 Sekunden halten. Bein wechseln. 2- bis 3-mal wiederholen.

5. An einer Stuhllehne festhalten. Einen Knöchel umfassen. Bein zum Gesäß ziehen. Das Standbein ist dabei gebeugt, der Gesäßmuskel angespannt, der Rücken gerade. Spannung 20 Sekunden halten. Zur anderen Seite wechseln. 2-mal wiederholen.
6. Mit gestreckten Beinen auf den Boden setzen. Rücken an die Wand lehnen. Aufrecht sitzen. Das Gesäß soll die Wand berühren. Rechtes Bein zum Körper ziehen, die Fußsohle liegt auf der Innenseite des linken Oberschenkels. Wenn Sie einen Dehnreiz spüren, 20 Sekunden in dieser Position verharren.
7. Auf einem Stuhl sitzen: aufrechte Haltung, Rücken gerade. Schultern hochziehen, nach hinten führen und absenken. Kopf zur rechten Schulter ziehen. Dabei die Schulter nicht hochziehen, gerade sitzen. Die linke Schulter aktiv nach unten ziehen. Dadurch verstärkt sich der Dehnungsreiz. Dehnung zirka 20 Sekunden halten, danach zur anderen Seite wechseln.
8. Auf einem Stuhl sitzen. Beine hüftbreit auseinander stellen. Rücken gerade halten. Locker den Oberkörper auf die Oberschenkel und die Arme nach vorne fallen lassen. 2-mal wiederholen.

Zellulite wegkneifen

Wenn die Muskulatur durch das Training aufgewärmt ist, können Sie durch kräftiges Kneifen an den Oberschenkeln das Unterhautgewebe noch besser durchbluten und dadurch straffen. Schlacken werden abtransportiert, Dellen gemildert.

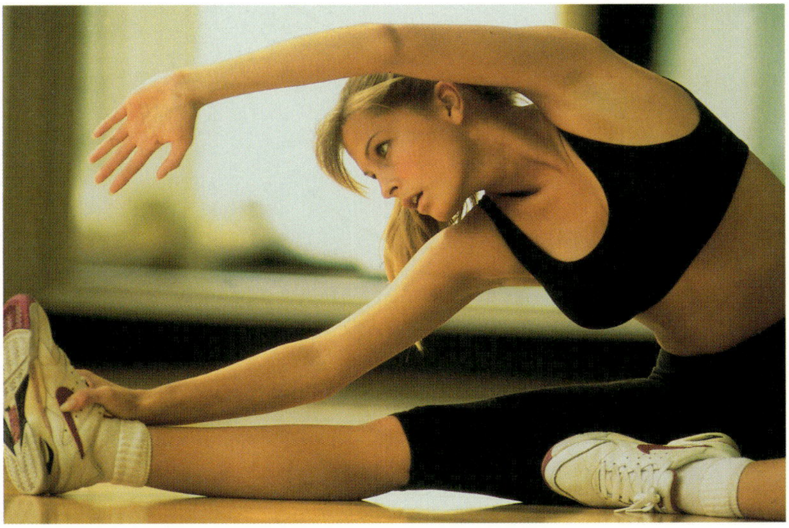

Richtiges Atmen erfolgt harmonisch im Bewegungsablauf. Luft anhalten während der Anstrengung führt zu Verspannungen, Atemnot und Seitenstechen. Als Folge schaffen Sie nur wenige Übungen.

Schnelle Rezepte

mit (Hormon)Gehalt

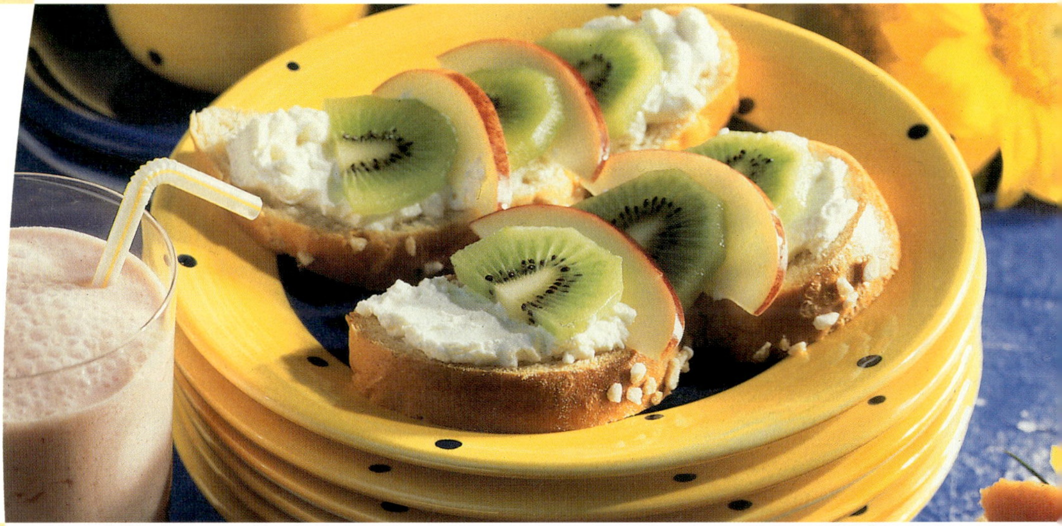

Köstlich essen und damit den Hormonspiegel ausgleichen – mit unseren Rezepten gelingt es. Mixen Sie Fruchtdrinks, schlemmen Sie mit gartenfrischen Salaten. Suppenliebhaberinnen kommen ebenfalls auf ihre Kosten, auch wer Süßes mag, darf herzhaft zugreifen. Denn diese Leckerbissen haben einen Riesenvorteil – sie machen nicht dick! Im Gegenteil, sie machen schlank, unterstützen ein straffes Bindegewebe und sind Schutz für Herz und Knochen. Guten Appetit!

Wenn nicht anders angegeben, sind alle Rezepte für zwei Personen berechnet. Die Nährwerte beziehen sich stets auf eine Portion.

Phytoöstrogene schlückchenweise

Bananenmilch

Pro Portion

171 kcal

80 mg Isoflavone

Für 1 Person – in 3 Minuten fertig

250 ml Sojamilch

1 Banane

Die Banane schälen und in kleine Stückchen schneiden. Die Sojamilch und die Banane im Mixer oder mit dem Handmixer fein pürieren.

Schäumend heiße Schokolade

Pro Portion

157 kcal

80 mg Isoflavone

Für 1 Person – in 5 Minuten fertig

10 g edelbittere Schokolade (Kakaoanteil 70%)

250 ml Sojamilch

½ Päckchen Vanillezucker (4 g)

1. Die Schokolade in kleine Stücke schneiden.
2. Sojamilch, Schokoladenstücke und Vanillezucker in einen kleinen Topf geben. Erhitzen, bis die Schokolade geschmolzen ist. Die Milch dabei mit dem Schneebesen schlagen.

Wieviel Phytoöstrogene braucht eine Frau?

Pro Tag wird der Konsum von 300 ml Sojamilch, 300 g Sojajoghurt oder 300 g Tofu empfohlen. Das entspricht 126 mg Isoflavonoiden. Ergänzend dazu 2 EL frisch geschroteter Leinsamen.

Diese Mengen lassen sich einfach in den Speiseplan einbauen: Morgens ein Müsli mit 150 g Sojajoghurt und als Zwischenmahlzeit 150 g Sojajoghurt mit Früchten oder ersatzweise 150 ml Sojamilch (auch als Mixgetränk).

Schneeweißer Joghurtdrink

Pro Portion
96 kcal
250 mg Kalzium

Für 1 Person – im Nu fertig

200 g fettarmer Joghurt
100 ml kaltes Mineralwasser

Den Joghurt mit dem Mineralwasser verrühren.

Sommerdrink

Pro Portion
75 kcal
125 mg Kalzium

Dauert etwa 5 Minuten

1 Orange
1 Pfirsich
200 g fettarmer Joghurt
100 ml Mineralwasser
1 TL Honig
Eiswürfel

1. Die Orange auspressen. Den ungeschälten Pfirsich in kleine Stücke schneiden.
2. Joghurt, Orangensaft, Mineralwasser, Pfirsich und Honig im Mixer oder mit dem Handmixer fein pürieren. Mit Eiswürfeln servieren.

Mangodrink

Pro Portion
133 kcal
109 mg Kalzium

In etwa 5 Minuten fertig

1 Mango
2 Orangen
200 ml Buttermilch
1 TL Honig

1. Die Mango waschen, schälen und das Fruchtfleisch in kleine Stücke schneiden. Die Orangen auspressen.
2. Alle Zutaten im Mixer oder mit dem Handmixer fein pürieren.

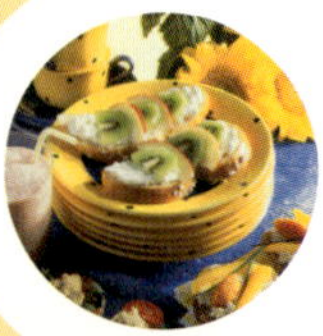

Erfrischender Grapefruitdrink

Für 1 Person – in 3 Minuten fertig

250 g Sojajoghurt
100 ml Grapefruitsaft
1 TL Honig

Pro Portion

150 kcal
80 mg Isoflavone

- Alle Zutaten im Mixer oder mit dem Handmixer vermischen.

Orangen-Joghurt-Drink

Für 2 Personen – in 5 Minuten fertig

250 g Sojajoghurt
Saft von 3 Orangen
1 EL Honig
250 ml kaltes Wasser

Pro Portion

130 kcal
40 mg Isoflavone

- Alle Zutaten im Mixer zu einem schäumenden Getränk vermischen. Mit Eiswürfeln servieren.

Beerige Drinks

Mixen Sie im Sommer frische Beeren mit Sojajoghurt, Orangensaft und Honig.

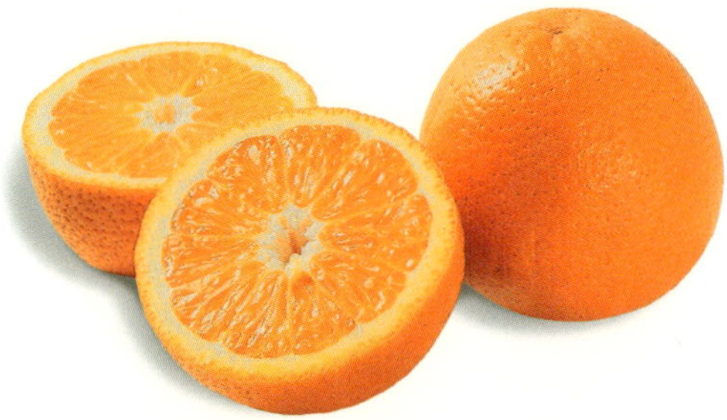

Phytoöstrogene – natürlich wirken sie am besten

Je naturbelassener phytoöstrogenreiche Lebensmittel sind, umso größer ist ihre gesundheitsfördernde Wirkung. In diesem Buch fehlen darum Rezepte mit industriell hergestelltem Sojafleisch. Dafür finden Sie jedoch viele Anregungen, wie Sie mit Tofu und Sojamilch köstliche Gerichte nachkochen können.

Für zwischendurch – Snacks und Häppchen

Bananenjoghurt

Pro Portion
207 kcal
48 mg Isoflavone

Für 1 Person – in 5 Minuten fertig

1 Banane
150 g Sojajoghurt
1/2 TL Honig
1/2 EL geschrotete Leinsamen

1. Die Banane schälen und mit der Gabel fein zerdrücken.
2. Sojajoghurt, Honig und Leinsamen mit dem Bananenpüree verrühren.

Gegrillter Tofu – schnelles Grundrezept

Pro Portion
162 kcal
48 mg Isoflavone

Für 1 Person – in 5 Minuten fertig

150 g fester Tofu
1 EL Sojasauce
1 TL Olivenöl

1. Den Tofu in 1 cm dünne Scheiben schneiden.
2. Die Sojasauce mit dem Olivenöl verrühren. Die Tofuscheiben damit auf beiden Seiten bestreichen.
3. Die Tofuscheiben auf ein kleines Backblech legen. Unter dem heißen Backofengrill auf beiden Seiten in wenigen Minuten knusprig braun grillen.

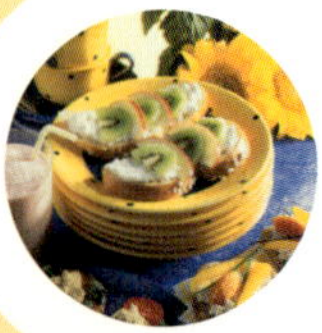

Tofuburger

In etwa 20 Minuten fertig

300 g Tofu
1 Möhre
1 Stück Knollensellerie
2 Frühlingszwiebeln
1 EL Petersilie
2–3 EL geröstetes Sojamehl oder Semmelbrösel
1 EL Sojasauce
1 TL scharfer Senf
1/2 TL frisch geriebener Ingwer
1 Prise Chili
Salz
Pflanzenöl zum Braten

Pro Portion

186 kcal
48 mg Isoflavone

1 Den Tofu mit der Gabel fein zerkrümeln.
2 Die Möhre waschen, schälen und grob reiben. Sellerie abbrausen und putzen, dann fein reiben. Die Frühlingszwiebeln schälen und in feine Ringe schneiden. Die Petersilie waschen und fein hacken.
3 Alle Zutaten zu einer festen Masse verkneten. Mit Chili und Salz abschmecken. Daraus kleine dünne Burger formen.
4 Wenig Öl in einer beschichteten oder gusseisernen Pfanne erhitzen. Die Burger auf beiden Seiten knusprig braun braten.

Tipp

Tofuburger schmecken heiß und kalt, aufs Brot, im Salat, zu Nudeln und Gemüse. Für einen intensiveren Geschmack lassen Sie den Tofu einfach einige Zeit durchziehen.

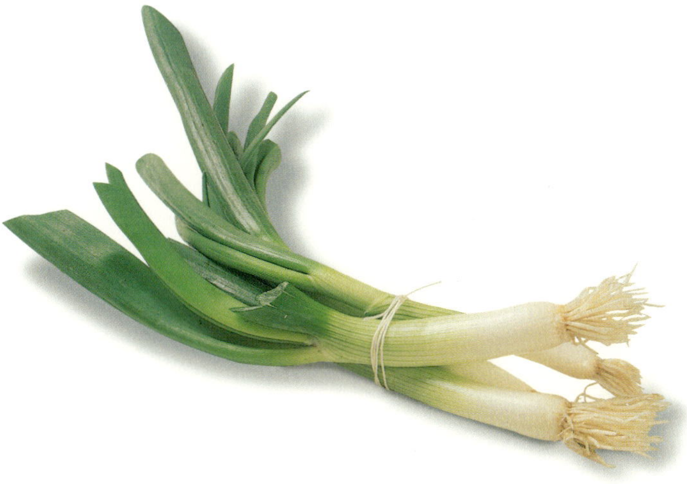

Pro Portion

288 kcal

64 mg Isoflavone

Marinierter, gebratener Tofu

In 15 Minuten zubereitet (ohne Marinierzeit)

4 Knoblauchzehen
200 ml Weißwein
4 EL Sojasauce
1 TL Honig
4 Knoblauchzehen
400 g fester Tofu
½ EL Olivenöl
1 EL gerösteter Sesam

Vom Biobauern

Kaufen Sie Tofu und Sojamilch aus biologischen Sojabohnen. Diese wurden keiner gentechnologischen Veränderung unterzogen. Erhältlich im Naturkostladen oder in gut sortierten Supermärkten.

1. Die Knoblauchzehen abziehen und zerdrücken. Zusammen mit Weißwein, Sojasauce und Honig in einen kleinen Topf geben und kurz aufkochen lassen. Den Tofu im Kühlschrank in der Flüssigkeit mindestens 3 Stunden marinieren.
2. Eine gusseiserene oder beschichtete Pfanne dünn mit Olivenöl ausstreichen, erhitzen. Den abgetropften Tofu mit den Knoblauchzehen in die Pfanne geben und auf beiden Seiten knusprig braun braten. Knoblauch mehrmals wenden.
3. Den Tofu aus der Pfanne nehmen. Die Marinade in die Pfanne gießen. Bei starker Hitze einige Minuten einkochen. Die Sauce zum Tofu reichen. Tofu mit Sesam bestreuen.

Pro Portion

225 kcal

745 mg Kalzium

Parmesancreme

In 10 Minuten fertig

100 g Parmesan
1 EL Basilikum
1 Knoblauchzehe
100 g Magerquark
Pfeffer

1. Den Parmesan reiben, Basilikum fein schneiden. Die Knoblauchzehe abziehen und fein hacken.
2. Alle Zutaten zu einer glatten Creme rühren. Mit Pfeffer abschmecken.

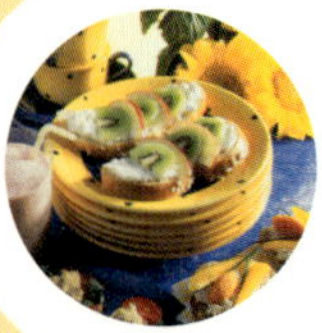

Joghurt-Gemüse-Frischkäse mit Kräutern

Pro Portion

220 kcal

310 mg Kalzium

In 10 Minuten fertig

500 g fettarmer Joghurt (1,5% Fett)
1 Knoblauchzehe
1/2 Zwiebel
1 Tomate
1 Stange Sellerie
1/4 rote Paprika
1/4 gelbe Paprika
1 EL tiefgekühltes Basilikum
1 EL tiefgekühlter Dill
Salz
Pfeffer

1. Ein Sieb mit einem Küchentuch ausschlagen, über eine Schüssel hängen. Den Joghurt in das Sieb gießen, zugedeckt im Kühlschrank 8 Stunden abtropfen lassen.
2. Den Knoblauch und die Zwiebel abziehen, beides fein hacken. Tomate waschen, Stielansatz entfernen und das Fruchtfleisch in dünne Scheiben schneiden. Selleriestange und Paprika putzen und waschen, fein würfeln.
3. Den abgetropften Joghurt mit Knoblauch, Zwiebeln, Sellerie, Paprika und Kräutern vermischen. Mit Salz und Pfeffer abschmecken. Mit den Tomatenscheiben garnieren.

Spezialtipp !

Essen Sie den Joghurtfrischkäse auf Baguette und garnieren Sie die knusprigen Brötchen mit Avocadoscheiben.

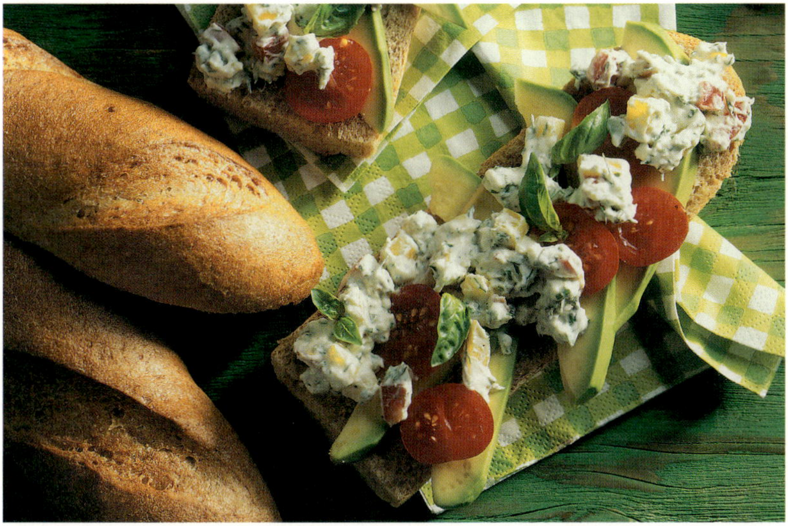

Pro Portion

220 kcal

596 mg Kalzium

Emmentalercreme

In 10 Minuten fertig

100 g Emmentaler
100 g Magerquark
1 TL Tomatenmark
1/2 TL Paprikapulver, edelsüß
Salz
Pfeffer
2 EL geraspelte Möhren
Schnittlauch
2 EL Paprikastreifen

1 Den Käse fein reiben. Mit Quark, Tomatenmark, Paprikapulver verrühren. Mit Salz und Pfeffer abschmecken.
2 Die Käsecreme mit geraspelten Möhren, Schnittlauch und Paprikastreifen garnieren.

Pro Portion

170 kcal

32 mg Isoflavone

Tofu-Sesam-Creme

In 10 Minuten fertig

1 Bund Frühlingszwiebeln
200 g Tofu
1 EL Öl
2 TL Sojasauce
2 TL Senf
1 TL gehackte Kapern
1 EL gerösteter Sesam
1 Prise Chili
Gurkenscheiben
Tomatenviertel
Kresse

1 Die Frühlingszwiebeln waschen und in feine Ringe schneiden. Den Tofu mit einer Gabel fein zerdrücken, mit Öl, Sojasauce und Senf glatt rühren. Frühlingszwiebeln, Kapern und Sesam unterrühren.
2 Die Creme mit Chili würzen und mit Gurkenscheiben, Tomatenvierteln und frischer Kresse garnieren.

Extratipp

! Tofu vor dem Verarbeiten mit kaltem Wasser abspülen und trockentupfen. Geöffneten Tofu immer im Wasser aufbewahren. So hält er sich 2 Tage.

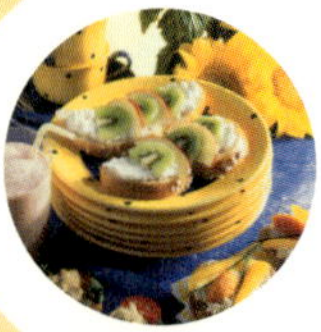

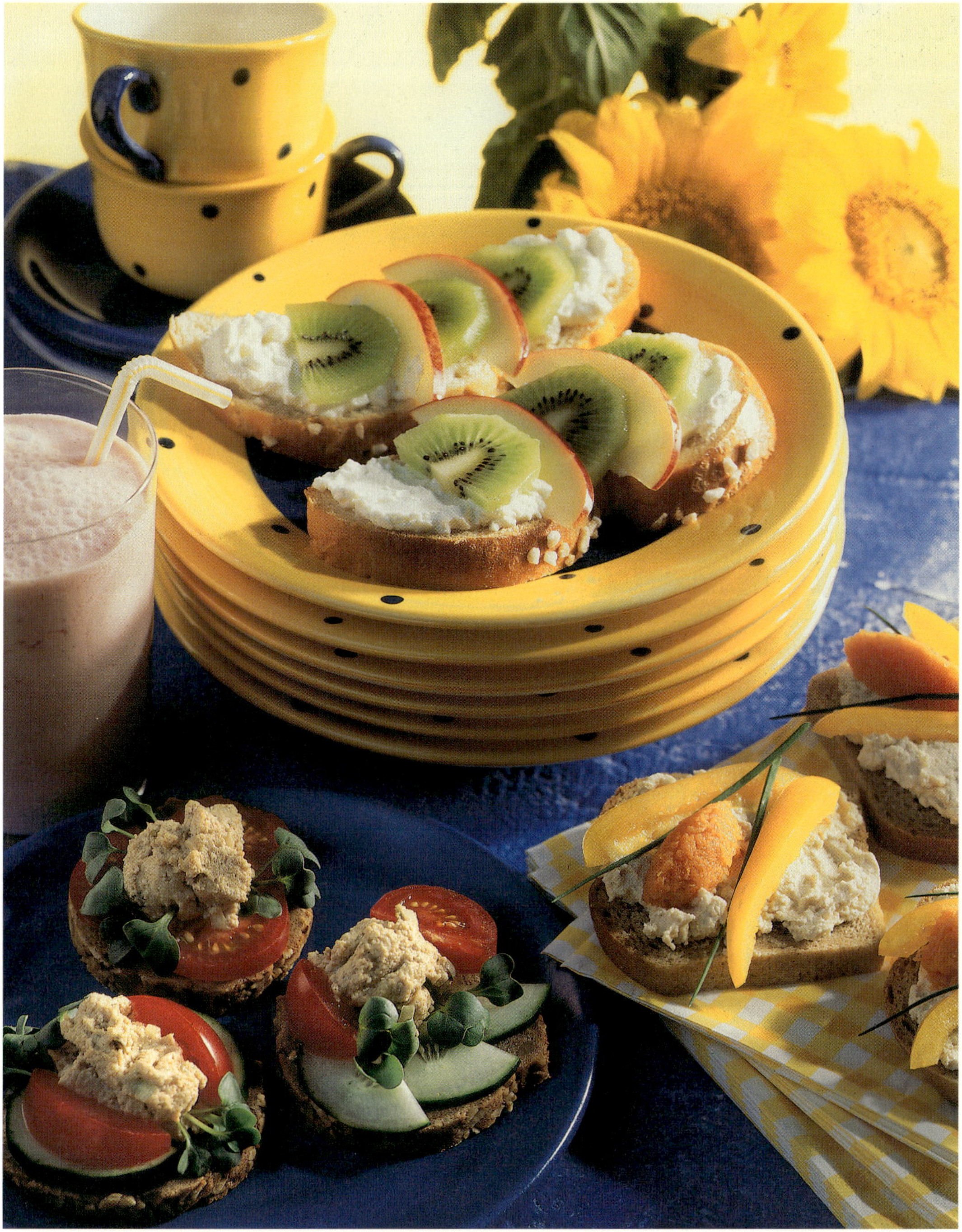

Bunte Salate, pikant gewürzt

Sprossensalat »Peking« mit gebratenem Tofu

Pro Portion

276 kcal

20 g Sojaprotein

In 20 Minuten auf dem Tisch

1 Knoblauchzehe
1 EL Sojasauce
1 Prise Chili
$^{1}/_{2}$ TL frisch geriebener Ingwer
300 g fester Tofu
1 Möhre
2 Frühlingszwiebeln
1 EL Petersilie
Saft von einer Zitrone oder Limone
$^{1}/_{2}$ TL Honig
1 EL ÖL
100 g Mungosprossen
1 EL Sonnenblumenkerne
Salz

Extratipp

Als Variation können Sie auch gegrillten Tofu oder marinierten gebratenen Tofu unter den Salat mischen.

1. Den Knoblauch abziehen und fein hacken. Knoblauch mit Sojasauce, Chili und Ingwer verrühren. Den Tofu in kleine Würfel schneiden, mit der Sauce vermischen und kurz durchziehen lassen.
2. Inzwischen das Gemüse waschen. Möhre schälen und grob reiben. Frühlingszwiebeln in feine Ringe schneiden. Petersilie klein hacken. Tofu in einem Sieb abtropfen lassen, dabei die Sojamischung auffangen.
3. Für die Marinade die abgetropfte Sojamischung mit Zitronensaft, Honig und Öl verrühren.
4. $^{1}/_{2}$ EL Öl in einem Wok oder einer kleinen Pfanne erhitzen, die Tofuwürfel darin unter Rühren kurz anbraten.
5. $^{1}/_{2}$ EL Öl erhitzen. Die Mungosprossen darin unter Rühren kurz anbraten. Leicht salzen.
6. Möhren, Frühlingszwiebeln, Petersilie, Sprossen, Tofu und Sonnenblumenkerne mit der Marinade vermischen. Den Salat mit Salz und Chili abschmecken.

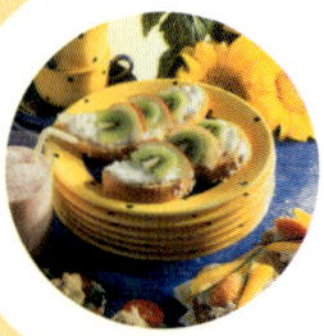

Japanischer Tofusalat mit Sesamdressing

In 15 Minuten zubereitet

2 EL Sesam
200 g Tofu
2 Tomaten
1/2 Gurke
3 Frühlingszwiebeln
2 EL Öl
1 EL Sojasauce
2 EL Sherryessig
1/2 TL Honig

Pro Portion

348 kcal
32 mg Isoflavone

1 Den Sesam in einer Pfanne ohne Zugabe von Fett unter Rühren anrösten, bis die Körner anfangen hochzuspringen. Den Tofu trockentupfen, in 1/2 cm dünne Scheiben schneiden.

2 Die Tomaten kurz in kochendes Wasser legen, die Haut abziehen, die Stielansätze entfernen. Die Gurke waschen. Gurke und Tomaten klein würfeln.

3 Die Frühlingszwiebeln waschen und putzen, der Länge nach halbieren, in dünne Scheiben schneiden. 10 Minuten in Eiswasser legen – sie rollen sich zu Locken ein.

4 1 EL Sesam in der Kaffeemaschine grob mahlen. Mit Öl, Sojasauce, Sherryessig und Honig zu einer Marinade vermischen.

5 Die Tofuscheiben portionsweise anrichten, mit den Gurken- und Tomatenwürfeln bestreuen, mit der Marinade übergießen. Mit den Frühlingszwiebelrollen und Sesam bestreuen.

Zufrieden satt und dabei schlank

Essen Sie Vollkornbrot zum knackig frischen Salat, dann profitieren Sie vom gesunden Doppeleffekt: Zufrieden satt und trotzdem schlank.

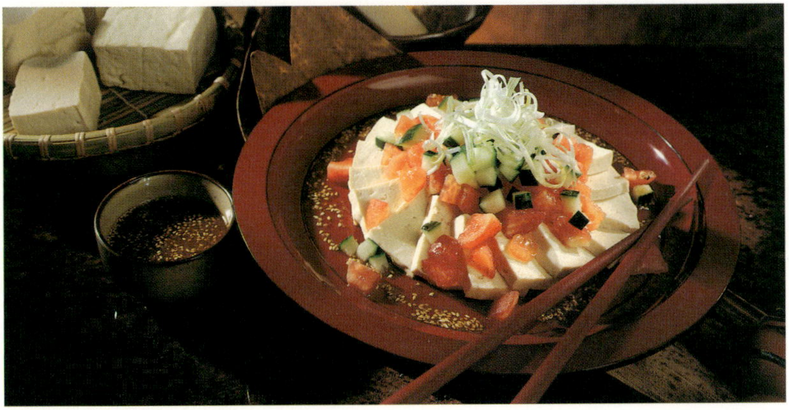

Pro Portion

282 kcal

980 mg Kalzium

Brokkolisalat mit Parmesan und Oliven

Für 1 Person – in etwa 25 Minuten fertig

200 g Brokkoli
1 Tomate
1 Knoblauchzehe
1 Frühlingszwiebel
50 g Parmesan
1/2 EL gehackte Petersilie
1/2 EL Sherryessig
1 EL Zitronensaft
2 TL Olivenöl
Salz
Pfeffer
5 schwarze Oliven

Tipp

Wenn Sie zu diesem Salat eine Scheibe Vollkornbrot essen, haben Sie 1000 mg Kalzium zu sich genommen!

1. Den Brokkoli waschen und in kleine Röschen zerteilen. Zugedeckt in einem gelochten Einsatz über Wasserdampf in 7 Minuten bissfest garen.
2. Die Tomate waschen, Stielansatz entfernen und das Fruchtfleisch in sehr kleine Würfel schneiden. Knoblauch abziehen und fein hacken. Die Frühlingszwiebel in dünne Ringe, den Parmesan in feine Späne schneiden.
3. Gehackte Petersilie, Sherryessig, Zitronensaft und Olivenöl vermischen, mit Salz und Pfeffer abschmecken.
4. Brokkoli, Tomaten, Knoblauch und Frühlingszwiebeln mit der Marinade vermischen, etwas durchziehen lassen.
5. Den Salat mit den Oliven und Parmesanspänen bestreuen.

Die starke Mischung zum Drüberstreuen

2 EL geschrotete Leinsamen
2 EL geröstete, geschrotete Sesamkörner
2 EL Hefeflocken
1 Prise Salz

Alle Zutaten vermischen. Zu jedem Essen auf den Tisch stellen. Auf Salate, belegte Brötchen, Suppen, Nudel- und Gemüsegerichte streuen.

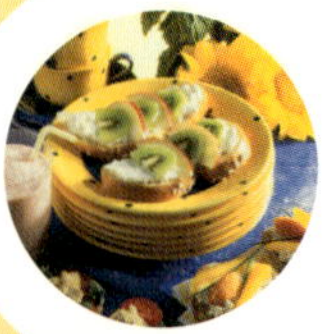

Salat mit Emmentaler und Tomatenvinaigrette

Pro Portion

171 kcal

584 mg Kalzium

Für 1 Person – in 15 Minuten fertig

½ rote Paprikaschote
¼ Gurke
50 g Emmentaler
1 Tomate
½ EL Essig
2 TL Olivenöl
1 EL tiefgekühlte italienische Kräuter
Salz, Pfeffer

1 Die halbe Paprika von Trennwänden und Kernen befreien, waschen. Gurke schälen. Paprika und Gurke in kleine Würfel schneiden, den Emmentaler klein würfeln. Emmentaler-, Paprika- und Gurkenwürfel in eine Schüssel geben.

2 Für die Vinaigrette die Tomate waschen, den Stielansatz entfernen und das Fruchtfleisch in sehr kleine Würfel schneiden. Tomatenwürfel mit Essig, Öl und Kräutern verrühren, mit Salz und Pfeffer abschmecken.

3 Den Salat mit der Marinade vermischen, durchziehen lassen.

Kalziumspender Salat

Wenn Sie den Salat zur schnellen Hauptspeise machen, können Sie mit diesen Rezepten locker ein bis zwei Drittel des täglichen Kalziumbedarfs decken!

Tofu-Dressing

Pro Portion

90 kcal

16 mg Isoflavone

In 7 Minuten fertig

100 g Tofu
1 EL Essig
½ EL Zitronensaft
1 EL mittelscharfer Senf
1 TL Honig
1 EL Olivenöl
3 EL kaltes Wasser
1 El Hefeflocken
½ Päckchen tiefgekühlte italienische Kräuter
Salz, schwarzer Pfeffer

1 Den Tofu in kleine Würfel schneiden. Mit Essig, Zitronensaft, Senf, Honig, Olivenöl, Wasser und Hefeflocken im Mixer auf höchster Stufe zu einer glatten Sauce pürieren.

2 Die Kräuter unterrühren. Das Dressing mit Salz und Pfeffer abschmecken.

Cremig wie Mayonnaise

Tofu-Dressing passt zu Blattsalaten, Rohkost, aber auch zu Kartoffelsalat und mariniertem Gemüse. Es wird wie Mayonnaise eingesetzt, hat aber weniger Fett.

Suppen, die es in sich haben

Chinesischer Nudeltopf mit Tofu und Brokkoli

Pro Portion

262 kcal
32 mg Isoflavone
185 mg Kalzium

In etwa 20 Minuten fertig

200 g Brokkoli
1 Möhre
2 Frühlingszwiebeln
200 g fester Tofu
50 g Vollkornspaghetti
Salz
600 ml Gemüsebrühe
1 TL Sojasauce
1 EL Sherry Amontillado
1 Prise Chili
1 EL geröstete Sesamkörner

1. Den Brokkoli waschen, in kleine Röschen zerteilen. Möhre schälen, in dünne Scheiben schneiden. Frühlingszwiebeln in feine Ringe schneiden. Tofu klein würfeln.
2. Die Spaghetti in reichlich Salzwasser bissfest kochen, abgießen und abtropfen lassen.
3. Die Gemüsebrühe zum Kochen bringen, mit Sojasauce und Sherry würzen. Brokkoli, Möhren und Tofu in die Suppe geben, zugedeckt 6 Minuten bei schwacher Hitze kochen, mit Chili und Salz abschmecken.
4. Die heißen Nudeln auf zwei Suppenschalen verteilen, Tofu, Brokkoli und Möhren mit dem Schaumlöffel aus dem Topf heben, auf die Nudeln geben. Die Schalen mit Brühe auffüllen.
5. Die Frühlingszwiebelringe und Sesamkörner auf die Suppe streuen.

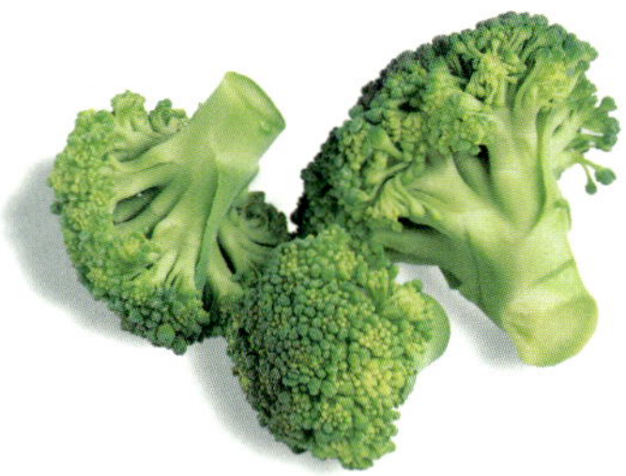

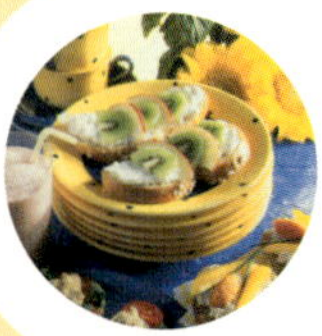

Erbsencremesuppe

In 15 Minuten fertig

1 kleine Zwiebel
2 El Petersilie
1/2 El Öl
300 ml Gemüsebrühe
abgeriebene Schale von
1/4 unbehandelten Zitrone
1 Prise Piment
1 Prise Muskat
schwarzer Pfeffer
150 g tiefgekühlte junge Erbsen
200 ml Sojamilch
80 g Tofu
1 TL Instant-Gemüsebrühe
1 TL Zitronensaft
Salz
1 EL tiefgekühlter Dill
1 EL tiefgekühlter Schnittlauch

1 Die Zwiebel schälen und klein würfeln. Petersilie waschen, klein hacken. In einem kleinen Topf das Öl erhitzen. Zwiebelwürfel darin glasig dünsten. Die Petersilie dazugeben, kurz andünsten. Mit Gemüsebrühe aufgießen und mit Zitronenschale, Piment, Muskat und Pfeffer würzen. Zum Kochen bringen.

2 Die Erbsen hinzufügen, zugedeckt 3 Minuten bei schwacher Hitze kochen. Den Topf vom Herd nehmen.

3 Die Sojamilch und den Tofu auf höchster Stufe im Mixer zu einer vollkommen glatten Flüssigkeit pürieren. Erbsensuppe hinzufügen, fein pürieren. Die Suppe zurück in den Topf gießen, mit Instant-Gemüsebrühe würzen, nochmals erhitzen, jedoch nicht mehr kochen (sie dickt sonst zu sehr ein).

4 Die Suppe vom Herd nehmen, mit Zitronensaft, Salz, Pfeffer und Muskat abschmecken. Mit Dill und Schnittlauch bestreuen.

Gemüsecremesuppen mit Tofu

Tofu ist ein hervorragendes Bindemittel für Cremesuppen. Der kleine Trick dabei: Den Tofu mit Brühe oder Sojamilch 3 Minuten auf stärkster Stufe im Mixer pürieren, bis die Flüssigkeit glatt und cremig ist.

Pro Portion

185 kcal
40 mg Isoflavone

Extratipp

Auch in den grünen Erbsen sind Phytoöstrogene enthalten.

Schaumschlägerei

Wenn Sie die Suppe mit dem Schneebesen schlagen, wird sie wunderbar schaumig.

Pro Portion

277 kcal
760 mg Kalzium

Blitz-Brokkoli-Cremesuppe

Für 1 Person – in 15 Minuten fertig

200 g Brokkoli
1 Zwiebel
1 EL Petersilie
1 TL Butter
100 ml Wasser
300 ml fettarme Milch
1–2 TL Instant-Gemüsebrühe
1 Prise Muskat
Pfeffer
Salz
1/2 EL tiefgekühltes Basilikum
1 EL Parmesan (10 g)

1. Den Brokkoli waschen, in kleine Röschen zerteilen. Zwiebel abziehen, fein hacken. Petersilie waschen, fein hacken.
2. Die Butter in einem kleinen beschichteten Topf erhitzen, Zwiebel und Petersilie darin kurz andünsten. Mit Wasser und Milch aufgießen. Mit Gemüsebrühe, Muskat und Pfeffer würzen. Aufkochen.
3. Die Brokkoliröschen hinzufügen, zugedeckt 10 Minuten bei schwacher Hitze kochen lassen.
4. Die Suppe im Mixer fein pürieren. Mit Salz und Pfeffer abschmecken. Das Basilikum fein schneiden und unterrühren.
5. Fein geriebenen Parmesan zur Suppe servieren.

Wie in Italien!

Parmesan und Gemüsesuppen vertragen sich bestens. Mit 1 EL fein geriebenem Parmesan (10 g) streuen Sie 140 mg Kalzium auf die Suppe. Bei einer fettarmen Gemüsesuppe (zubereitet mit 1 EL Butter oder Öl für 2 Personen) können Sie sich das durchaus leisten.

Pro Portion

180 kcal
40 mg Isoflavone

Paprikacremesuppe

In 15 Minuten fertig

1 kleine Zwiebel
1 Knoblauchzehe
2 rote Paprikaschoten
1 EL Öl
1/2 EL Tomatenmark
1 TL Paprikapulver, edelsüß
2 TL Zitronensaft
200 ml Gemüsebrühe
1 Prise Piment
1 Prise Muskat
200 ml Sojamilch
80 g Tofu
1 TL Instant-Gemüsebrühe
Pfeffer, Salz
2 EL rote und gelbe Paprikastreifen

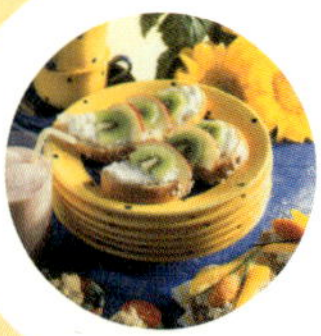

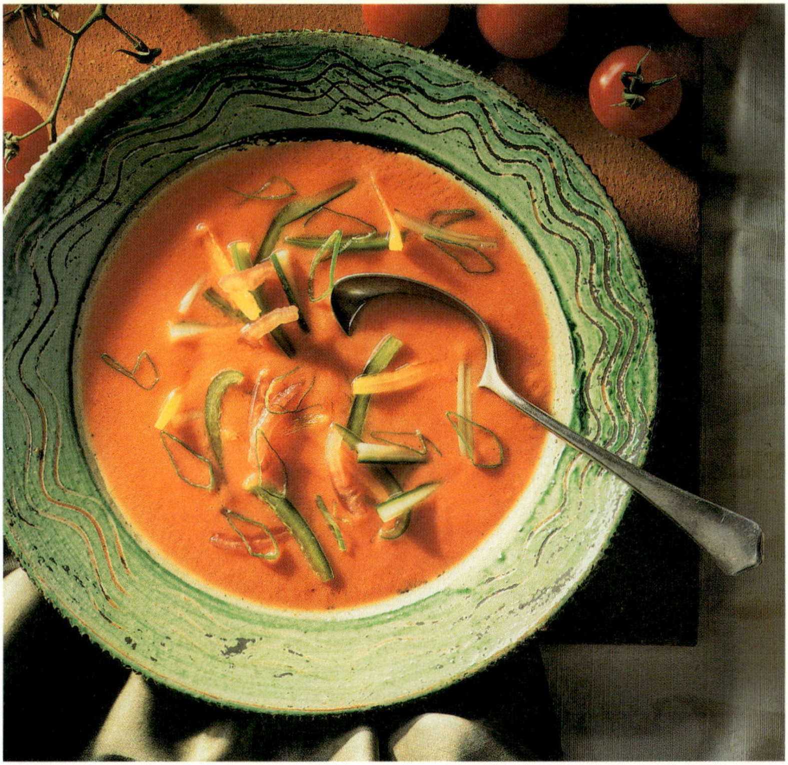

1 Die Zwiebel und die Knoblauchzehe abziehen und fein hacken. Die Paprikaschoten waschen, putzen, Trennwände und Kerne entfernen, die Früchte in Streifen schneiden.

2 Das Öl erhitzen. Gehackte Zwiebel und Knoblauch darin andünsten. Tomatenmark und Paprikastreifen unterrühren. Paprikapulver, Zitronensaft, Gemüsebrühe, Piment und Muskat dazugeben. Die Paprikastreifen in 8 Minuten weich kochen.

3 Die Paprikasuppe im Mixer fein pürieren. Zurück in den Topf geben. Die Sojamilch und den Tofu im Mixer auf höchster Stufe pürieren, bis eine vollkommen glatte Flüssigkeit entsteht. Diese unter die Suppe rühren.

4 Die Cremesuppe mit Instant-Gemüsebrühe, Pfeffer und Salz abschmecken. Nochmals erhitzen und vor dem Servieren mit roten und gelben Paprikastreifen garnieren.

Knusperwürfel

Rösten Sie Brotwürfel in Olivenöl an und streuen Sie die knusprigen Croûtons über die Suppe.

Gemüse- und Nudelgerichte mit Tofu und Käse

Pro Portion

276 kcal
760 mg Kalzium

Fenchel überbacken mit Käsesauce

In 30 Minuten fertig

400 g Fenchel
100 ml Gemüsebrühe
½ EL Butter
1 EL Mehl
300 ml fettarme Milch
Muskat
Salz, Pfeffer
50 g Parmesan

Kalziumbedarf

Frauen im Alter zwischen 18 und 50 Jahren brauchen etwa 1200 mg Kalzium pro Tag. Frauen ab 50 Jahren benötigen 1500 mg Kalzium pro Tag.

1. Den Fenchel waschen und putzen, Strunk entfernen, die Knollen vierteln. Die Gemüsebrühe in einem flachen, ofenfesten Topf erhitzen. Die Fenchelviertel darin 12 Minuten bei kleiner Hitze bissfest dünsten. Wenn notwendig, noch etwas Gemüsebrühe angießen.
2. Die Butter in einem kleinen Topf zerlassen. Das Mehl darin unter Rühren kurz anrösten, bis ein angenehmer Duft aufsteigt. Heiße Milch mit dem Schneebesen einrühren, die Sauce glatt rühren. Mit Muskat, Salz und Pfeffer würzen. Die Sauce 5 Minuten bei schwacher Hitze kochen lassen. Den Topf vom Herd nehmen. Fein geriebenen Parmesan einrühren.
3. Die Käsesauce über den Fenchel gießen. Fenchel im vorgeheizten Ofen bei 200 °C 10 Minuten überbacken.

Kalziumbausteine für den Speiseplan

500 ml fettarme Milch	615 mg Kalzium
500 ml Buttermilch	545 mg Kalzium
250 g Joghurt	300 mg Kalzium
50 g Parmesan	700 mg Kalzium
50 g Emmentaler	550 mg Kalzium

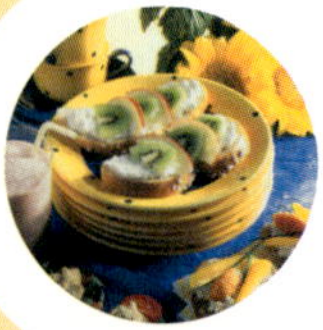

Sesam-Petersilien-Pesto

Für 6 Person – in 20 Minuten fertig

100 g ungeschälter Sesam
2 Bund Petersilie
1 Bund Basilikum
2 Knoblauchzehen
100 g fein geriebener Parmesan
8 EL Olivenöl
Pfeffer, Salz

1 Den Sesam in einer trockenen Pfanne unter Rühren anrösten, bis die Körnchen anfangen hochzuspringen. Sesam in einer elektrischen Kaffeemühle mahlen.
2 Petersilie, Basilikum und Knoblauchzehen fein hacken.
3 Mit dem Handrührgerät Sesam mit Olivenöl, Petersilie, Basilikum, Knoblauch und Parmesan zu einer glatten Creme pürieren.
4 Das Pesto mit Salz und Pfeffer abschmecken.
5 Für ein schnelles Nudelgericht pro Person jeweils 1 bis 2 EL Pesto mit etwas Nudelkochwasser verrühren und mit der Pasta vermischen.

Pro Portion

80 kcal (pro Esslöffel)
150 mg Kalzium (pro Esslöffel)

Ein Kalzium-Knüller

Das Pesto auch in Minestrone rühren, gegrillte Zucchini, Auberginen und Kartoffelscheiben damit bestreichen. Hält sich gut verschlossen einige Tage im Kühlschrank.

Brokkoli mit Sesam-Petersilien-Pesto

Für 1 Person – in 10 Minuten fertig

200 g Brokkoli
50 g Penne-Nudeln
Salz
2 EL Sesam-Petersilien-Pesto (Rezept siehe oben)

1 Den Brokkoli waschen, in kleine Röschen zerteilen.
2 Gleichzeitig die Nudeln in reichlich Salzwasser bissfest kochen. Den Brokkoli zugedeckt in einem gelochten Einsatz über Wasserdampf bissfest kochen.
3 Das Pesto mit 2 Esslöffeln Nudelwasser verrühren.
4 Die gut abgetropften Nudeln mit dem Sesam-Petersilien-Pesto und Brokkoli vermischen.

Pro Portion

550 kcal
458 mg Kalzium

Pro Portion

415 kcal

32 mg Isoflavone

Gebratene Nudeln mit Spinat und Tofu

In 15 Minuten fertig

4 Mu-Err-Pilze
4 Frühlingszwiebeln
100 g Blattspinat
100 g Champignons
50 g Sojasprossen
200 g Tofu
150 g Vollkornspaghetti
1 EL Sojasauce
1 EL trockener Sherry
1/2 TL Speisestärke
1 Prise Chili
1 EL Öl
1/2 TL frisch geriebener Ingwer

1. Die Mu-Err-Pilze 30 Minuten in kaltem Wasser einweichen. Putzen und in Stücke schneiden. Frühlingszwiebeln, Spinat, Champignons und Sojasprossen putzen und waschen. Champignons in dünne Scheiben, Frühlingszwiebeln in dünne Ringe schneiden, Spinatblätter klein zupfen. Tofu trockentupfen und in Würfel schneiden.
2. Die Spaghetti in Salzwasser bissfest kochen, abgießen, abtropfen lassen. Sojasauce, Sherry, Speisestärke und Chili glatt rühren.
3. In einem Wok das Öl erhitzen, Mu-Err-Pilze, Champignons und Frühlingszwiebeln darin 4 Minuten unter Rühren braten.
4. Tofu und Sojasprossen dazugeben. 2 Minuten unter Rühren braten. Spinat und Spaghetti dazugeben, unter Rühren erhitzen, bis der Spinat zusammenfällt.
5. Die Sojamischung unterrühren. Alles erhitzen, bis die Sauce bindet. Die gebratenen Nudeln auf einer Platte anrichten.

So gelingt es!

Bevor Sie mit dem Kochen im Wok anfangen, müssen alle Zutaten klein geschnitten und die Sauce angerührt sein.

Sesam öffne dich – ein Nährstoffschatz für Frauen

Von allen pflanzlichen Lebensmitteln enthält Sesam am meisten Kalzium und Eisen. In 100 g Sesam stecken 783 mg des Knochenbaustoffs. Dazu viel Magnesium und Phytoöstrogene.

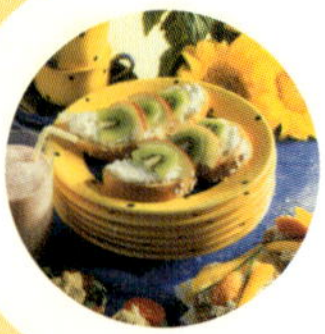

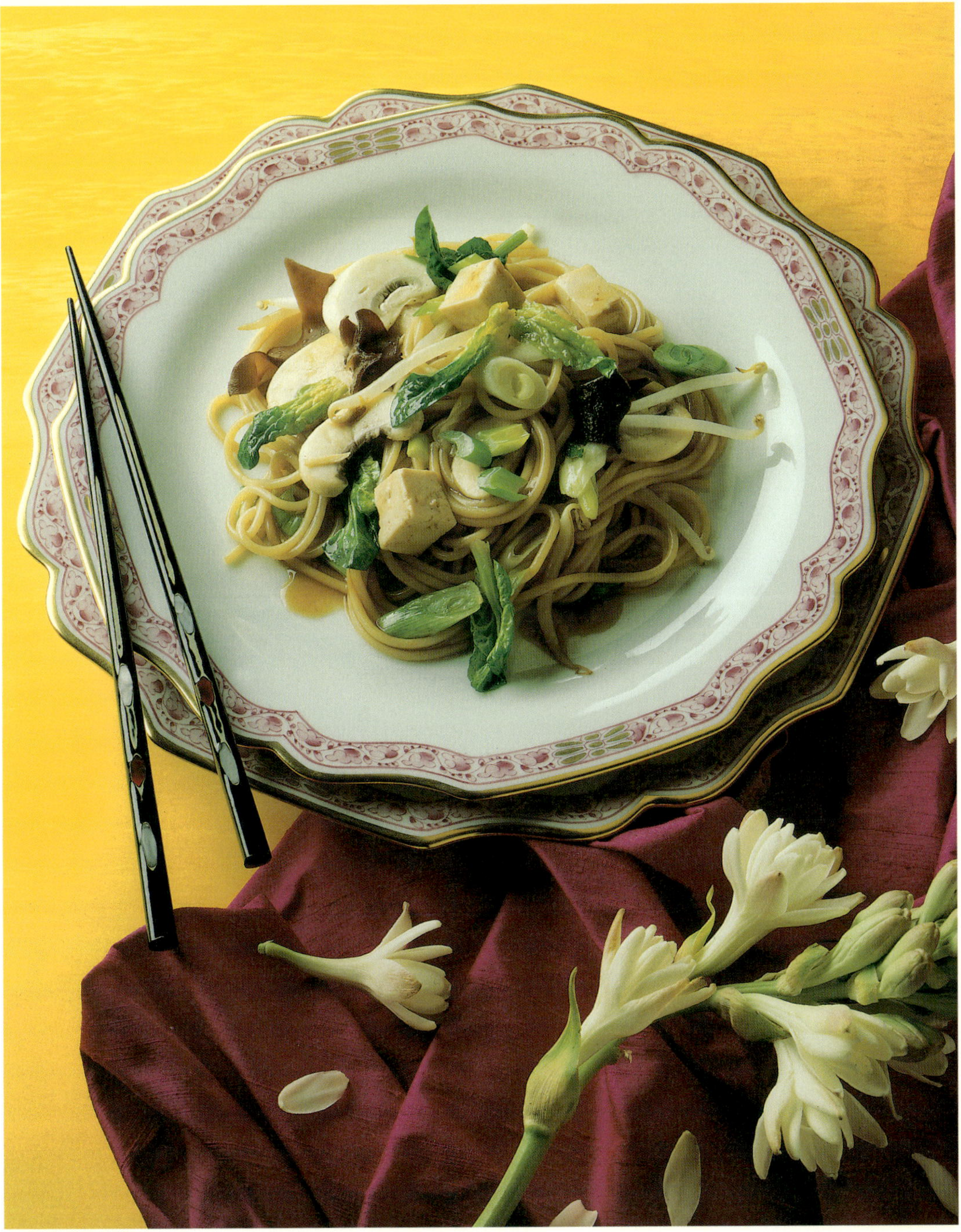

Süß und trotzdem gesund

Pro Portion

340 kcal
64 mg Isoflavone

Schokoladen-Bananen-Creme

In 20 Minuten fertig

40 g Edelbitterschokolade (70 % Kakaoanteil)
100 ml Sojamilch
300 g Tofu
1 Prise Zimt
1 Päckchen Vanillezucker
1 EL brauner Zucker
1 Banane
½ EL Mandelsplitter
1 EL getrocknete Bananenchips

Besonders lecker

Reichen Sie einen Salat aus frischen Ananas und Mandarinen zu dieser Creme.

1. Die Schokolade in kleine Stückchen schneiden und im Wasserbad schmelzen.
2. Im Mixer die Schokolade mit Sojamilch auf höchster Stufe vermischen. Die Flüssigkeit abkühlen lassen.
3. Den Tofu in kleine Stücke zerteilen. Mit Zimt, Vanillezucker und braunem Zucker in die Schokoladenmilch geben. Auf höchster Stufe 3 bis 5 Minuten pürieren. Es soll eine vollkommen glatte Creme entstehen.
4. Die Banane schälen und mit einer Gabel zerkleinern. Zur Creme hinzufügen und pürieren. Die Creme im Kühlschrank gut kühlen. Mit Mandelsplittern und Bananenchips bestreuen.

Pro Portion

170 kcal
32 mg Isoflavone

Pfirsichcreme

In 10 Minuten fertig

200 g Pfirsiche
Saft von 2 Orangen
2 EL Honig
200 g Tofu

1. Die Pfirsiche waschen, in kleine Stücke schneiden und dabei entsteinen. Mit Orangensaft und Honig im Mixer fein pürieren.
2. Den Tofu klein würfeln und dazugeben. Auf höchster Stufe 3 Minuten zu einer glatten Creme pürieren. Gekühlt servieren.

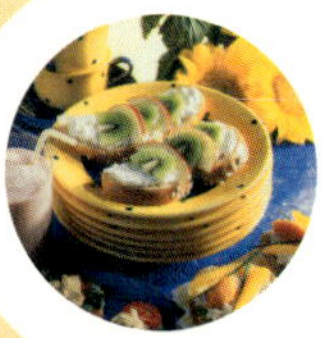

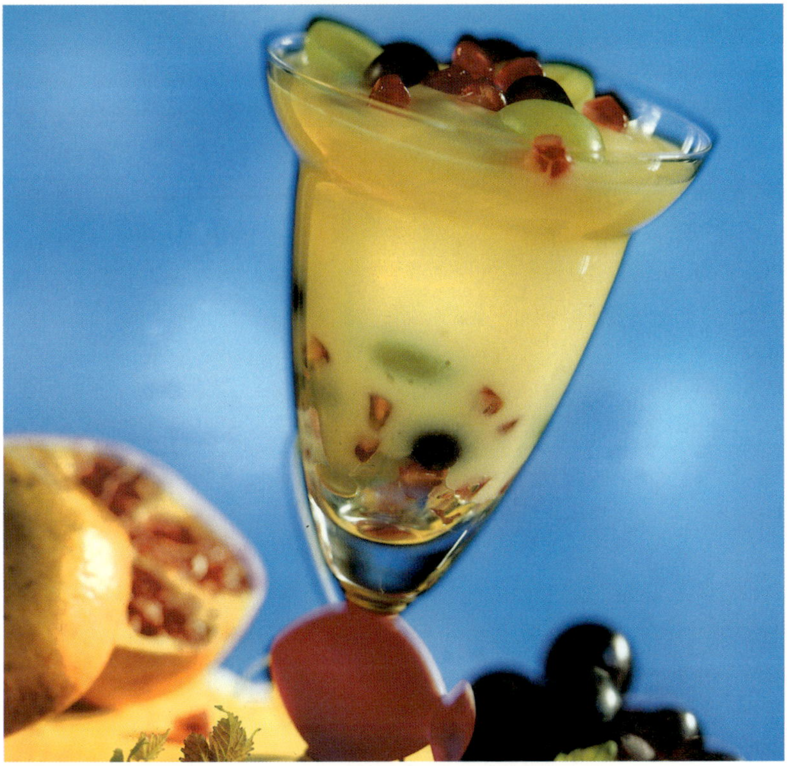

Vanillepudding

Pro Portion

48 mg Isoflavone

Für 4 Portionen

1 Päckchen Vanillepuddingpulver
2 EL brauner Zucker
500 ml Sojamilch
250 g Früchte (z. B. Granatapfelkerne, Trauben, Mandarinen, Johannisbeeren)

1. Das Puddingpulver und den Zucker mit 100 ml Milch glatt rühren.
2. Die restliche Milch zum Kochen bringen. Vom Herd nehmen. Die Puddingmischung unterrühren. Den Pudding 2 Minuten unter Rühren kochen.
3. Den Pudding mit den gewaschenen und klein geschnittenen Früchten in Gläser füllen. Bis zum Servieren kalt stellen.

Ergebnis des Tests von Seite 22:
So steht es um Ihren Hormonspiegel

130–150 Punkte: Die Gesamtkomposition Ihres Lebens passt. Sie sind sich bewusst, dass der Lebensstil einen Einfluss auf die Gesundheit hat, und Sie handeln auch danach. Durch ein hormonbewusstes Leben schützen Sie Ihren Körper vor Mangelzuständen.

100–129 Punkte: Theoretisch wissen Sie Bescheid, aber in der Praxis hapert es. Sie bemühen sich, gesund zu leben, treiben auch etwas Sport, essen teilweise bewusst und versuchen auch, sich zu entspannen. Insgesamt nehmen Sie sich und Ihr Wohlbefinden aber zu wenig wichtig. Manchmal spielen Sie nur eine Statistin in Ihrem Leben – übernehmen Sie die Hauptrolle. Ihr Hormonspiegel dankt es Ihnen.

Weniger als 100 Punkte: Die Alarmglocken schrillen. Sie vernachlässigen Ihre Gesundheit! Mangelnde Bewegung, Dauerstress, ein Essen mit wenig Schutzstoffen, das powert aus. Kein Wunder, dass Sie erschöpft sind. Durchbrechen Sie diese Spirale mit dem Abwärtstrend, bauen Sie regelmäßig Sojaprodukte in Ihren Speiseplan ein und beginnen Sie ein sanftes Aufbautraining, das auch Platz für Entspannungsphasen hat.

Verzeichnis der Rezepte

Register

Die Autorinnen

Elisabeth Fischer ist Journalistin und Autorin zahlreicher Ratgeber und Sachbücher mit Schwerpunkt Gesundheit, Kochen und Lebenshilfe. Sie hält Vorträge und Seminare und ist auch auf dem Gebiet der Ernährungsberatung tätig.
Dr. med. Irene Kührer praktiziert als Ärztin an einer großen Klinik in Wien. Daneben arbeitet sie als freie Buchautorin und hält Seminare und Vorträge über unterschiedliche Gesundheitsthemen.

Wichtiger Hinweis

Die im Buch veröffentlichten Ratschläge wurden mit größter Sorgfalt von den Verfasserinnen und dem Verlag erarbeitet und geprüft. Eine Garantie kann jedoch nicht übernommen werden.
Ebenso ist eine Haftung der Verfasserinnen bzw. des Verlages und seiner Beauftragten für Personen-, Sach- oder Vermögensschäden ausgeschlossen.

Bildnachweis

Umschlagfoto: zefa/Sharpshooters; Innenteil: Bavaria/VCP S. 11, 55/Andrea Leiber S. 39/VCL S. 60; gettyone Stone/ Laurence Monneret S. 6/Roger Ellis S. 14/Penny Gentieu S. 24/Elie Bernager S. 62; Gusto/Eisenhut & Mayer S. 70, 77, 79, 87, 93/Stefan Liewehr S. 81/ Trizeps S. 81; Mauritius/age fotostock S. 40; new wave studio S. 18; Reinhard Tierfoto S. 33; Studio R. Schmitz S. 51; zefa/A. Inden S. 34/ Madison S. 44/Sharpshooters S. 69.

Impressum

Die Deutsche Bibliothek – CIP-Einheitsaufnahme
Ein Titeldatensatz für diese Publikation ist bei der Deutschen Bibliothek erhältlich.

Midena Verlag, München

Projektleitung: Carina Janßen
Redaktion: Yvonne Georgi, Langenau/Tamara Rose, Kitzingen
Bildredaktion: Sylvie Busche/Doris Huber
Marketing: Ernst Schnarrenberger Kommunikation, Tutzing
Körperübungen: Mag. Diana Moser
Umschlagkonzeption: Kontrapunkt, Kopenhagen
Innenlayout: N 2 – Büro für visuelle Kommunikation, München
Printed in Italy

ISBN 3-310-00683-2